周围血管病中医小丛书

总主编　陈淑长　葛　芃

糖尿病下肢病变中医治疗思路

主　编　曹烨民　张朝晖

编　委（按姓氏笔画排序）

邢鹏超　张　臻　赵　诚

徐洪涛　阙华发

U0273299

中国中医药出版社

·北　京·

图书在版编目（CIP）数据

糖尿病下肢病变中医治疗思路/曹烨民，张朝晖主编 . —北京：中国中医药出版社，2015.9

（周围血管病中医小丛书）

ISBN 978 - 7 - 5132 - 2535 - 9

Ⅰ. ①糖… Ⅱ. ①曹… ②张… Ⅲ. ①糖尿病 - 并发症 - 下肢 - 血管疾病 - 中医治疗法 Ⅳ. ①R259.871

中国版本图书馆 CIP 数据核字（2015）第 115103 号

中 国 中 医 药 出 版 社 出 版
北京市朝阳区北三环东路 28 号易亨大厦 16 层
邮政编码 100013
传真 010 64405750
三河市西华印务有限公司印刷
各地新华书店经销

*

开本 710×1000 1/16 印张 13.75 字数 198 千字
2015 年 9 月第 1 版 2015 年 9 月第 1 次印刷
书 号 ISBN 978 - 7 - 5132 - 2535 - 9

*

定价 32.00 元
网址 www.cptcm.com

内 容 提 要

本书为《周围血管病中医小丛书》之一，主要介绍目前国内最权威的 11 位中医外科名家——陈淑长、奚九一、胡慧明、郑则敏、栾兴志、杨鹤侪、赵尚华、倪毓生、迟景勋、尚德俊、吕仁和临床糖尿病下肢病变的实践与经验，重点讲述各位名家对糖尿病所致不同下肢病变的认识，以及从不同角度提出的理论、治疗手段、实践经验，并有病案赏析和名家小传。内容简明实用，理论联系实际，适合从事糖尿病下肢病变相关临床、教学、科研的中医外科人员阅读，亦可供高等中医院校中医外科专业师生参考使用。

前　　言

　　周围血管病是外科常见病、疑难病，由于其具有病程长、致残率高、并发症多、患者痛苦程度高的特点，其治疗始终是外科的难点。而中医治疗周围血管病有独特的优势，体现在治疗方法丰富、治疗手段易被患者接受、治疗费用低、疗效确切，能在很大程度上减轻患者的痛苦，大大降低了致残率。

　　近些年来，中医治疗周围血管病有了飞速的发展。在全国各地专家的不懈努力下，中医周围血管病专科学术体系已初步建立，中医治疗周围血管病的经验不断得到总结和推广，疗效不断提高。特别是中华中医药学会周围血管病分会成立以来，在促进学科发展、完善学术体系、总结治疗经验、培养专科人才方面做了很多有益的工作，极大地促进了中医周围血管病事业的发展。

　　本套丛书由中华中医药学会周围血管病分会组织全国各地专家编写而成，旨在更好地继承和发展中医治疗周围血管病的学术思想，分享中医治疗周围血管病的经验，总结近年来中医周围血管病学科的发展状况，发挥中医治疗周围血管病的优势，突出中医治疗周围血管病的特色，梳理中医周围血管病学科的建设思路。

　　本套丛书由《周围血管病临床治疗难点与中医对策》《周围血管病方药与临床应用》《周围血管病名医学术思想与验案》《糖尿病下肢病变中医治疗思路》4 册组成，具有如下特点：①本丛书由中华中医药学会周围血管病分会组织编写，充分利用分会的学术资源及发挥全国中医周围血管病专家的智慧与经验。②本丛书既突出继承又强调发展，既有名老中医治疗经验的介绍和中医传统疗法及方药的总结，又有中医治疗周围血管病的现代研究，以及对重大疾病的治疗经验等，内容丰富，独具特色。③本丛书总结了近些年来的学术成果，具有一定的时代性。④本丛书的作者都是活跃在中医周围血管病临床的学术骨干，具有相应的理论水平和临床经验，因而本丛书具有较强的实用性。我们希望本丛书的出版，能为中医周围血管病专科的从业者、研究者及医学生提供实际的参考和帮助。

由于中医周围血管病学科发展迅速，理论也在不断更新，作者的认识水平尚有一定的局限性，书中难免存在一些片面的或偏颇的观点，需要在今后的实践中不断完善。不妥之处请同道不吝指正。

本丛书的出版得到了中国中医药出版社、辽宁中医药大学附属医院、石家庄市中医院、北京中医药大学第三附属医院、北京中医药大学附属护国寺中医院、首都医科大学附属北京中医医院、唐山市协和医院、上海中医药大学附属上海市中西医结合医院、天津中医药大学第二附属医院等单位的大力支持，在此一并致谢。

陈淑长　葛芃

2015 年 7 月　北京

目　　　录

第一章
糖尿病足基础知识

　　"糖尿病足"一词于1956年由Oakley首先提出；1972年Catterall将糖尿病足定义为："因神经病变而失去感觉和因缺血而失去活力，合并感染的足称为糖尿病足。"五十多年来，国内外学者大多未能突破这个传统的定义。1999年，世界卫生组织（WHO）对糖尿病足的定义仍然是："糖尿病患者由于合并神经病变及各种不同程度末梢血管病变而导致下肢感染、溃疡形成和（或）深部组织的破坏。"1995年，WHO已将糖尿病足与眼病、肾病、心血管病并列为糖尿病四大并发症之一。

　　由此可见，"糖尿病足"或者"糖尿病性足病"是指糖尿病患者因下肢血管、神经病变，伴随感染而导致的腿、脚溃烂和坏疽。这是糖尿病下肢病变的后期阶段，如果治疗不及时或不对症，最后就有可能发展到截肢。陈淑长教授认为，在糖尿病坏疽前，即糖尿病下肢病变的早期，患者就已经出现了下肢血管和神经方面的症状，如皮肤干燥、瘙痒、浮肿、肢端发凉、麻木、灼痛、间歇性跛行、静息痛等，此时就应该引起糖尿病患者及家属的警觉。糖尿病患者只要注意防范，在病变的早期就予以检查和治疗，在下肢刚出现问题的时候就及时将其消灭在萌芽状态，是完全可以避免坏疽现象发生的。对于医生而言，早期介入糖尿病下肢病变的诊治意义更大。

　　中医对此病的治疗具有独到之处。中医讲究整体观念、辨证论治，在糖尿病下肢病变的各个阶段，有不同的治疗方法。早期病变早期防治，对于后期防止糖尿病坏疽的发生有重要意义。糖尿病患者如果出现下肢病变的早期症状，一定要告诫患者及时去医院就诊。首先要正确治疗糖尿病，将血糖控制在标准范围，从根本上切断糖尿病坏疽的源头，以保障下肢病变不向纵深发展。其次，应重视对糖尿病患者下肢的常规检查，每年应做下肢体检1~2次，彩色多普勒超声仪能较为准确地发现下肢病变的情况和程度，一旦发现异常时就应及时治疗。三是注意对腿脚的保护，修剪指甲要小心，不过力搔抓皮肤，以避免外伤。四是不用过热的水浸泡下肢，也不能用温度过高的理疗仪。五是不要使脚受到挤压，患者穿的鞋袜要宽松，长期卧床者要经常变换体位，以免因挤压而产生创伤面。只要做到这些，糖尿病患者患溃疡、坏疽的可能性就会大大降低。

　　从上述情况来看，以坏疽为主要对象命名的"糖尿病足"或者"糖尿病性足病"，不能涵盖糖尿病足的早期病变，不能体现出中医防治该疾病的优势，因此，将糖尿病导致的足部和下肢的疾病，统称为"糖尿病下肢病变"更加科学。

　　许多研究者与医家注意到了糖尿病患者在出现溃疡和坏疽之前的疾病阶段，并在临床或研究中有所涉及，但沿用了"糖尿病足"或者"糖尿病性足病"的概念。因此本书中所涉及的"糖尿病足"或者"糖尿病性足病"就有了广义和狭义之分。广义的"糖尿病足"指的是糖尿病导致的足部和下肢的疾病，涵盖了糖尿病出现足溃疡或坏疽前的早期病变，即等同于我们提出的"糖尿病下肢病变"；狭义的"糖尿病足"或者"糖尿病性足病"指的就是糖尿病患者因下肢血管、神经病变，伴随感染而导致的腿、脚溃烂和坏疽。

第一节　糖尿病足的流行病学

糖尿病足（DF）是指糖尿病患者由于合并神经病变及各种不同程度末梢血管病变而导致下肢感染、溃疡形成和（或）深部组织的破坏（WHO定义）。糖尿病足是除心脑血管、肾血管、视网膜血管病变之外糖尿病的常见而又严重的四大血管并发症之一，也是导致糖尿病患者截肢致残的主要原因。糖尿病病人的生命质量与预后取决于糖尿病病人的慢性并发症。糖尿病慢性并发症特别是糖尿病大小血管病变，能使人们丧失劳动能力，可使预期寿命缩短8~12年，并且各种慢性并发症的医疗费用，给患者及家庭造成了不堪重负的压力。

据WHO统计数据表明，近年来糖尿病的发病以惊人的速度在增长（每年增长2.5%）。目前全球约有1.94亿糖尿病（DM）患者，到2025年将突破3.33亿，发展中国家增长的速度（200%）远超过了发达国家（45%）。而且发病年龄趋于年轻化，据2000年美国一期刊报道：与前10年相比，18~25岁人群中DM患者增长了25%，30~39岁人群中增长了38%。据统计，我国现有DM患者近4000万人（印度5100万，欧洲2000万，美国1600万），已居世界第二位，仅次于印度，我国近2年DM患者增长速度超过15%，其中90%以上为2型糖尿病。而随着全球性糖尿病患病人数的增加，因全球人均寿命的延长，糖尿病病程也随着延长，加上人口老龄化等因素的影响，糖尿病足的发病率呈明显上升趋势。

糖尿病足的患病率各国报告不一，约占住院糖尿病人的6%~20%，据美国全国医院出院资料统计显示：1983~1990年期间糖尿病足患者约增加了50%，以45~64岁年龄段病人患病率最高，男性高于女性。一项人群流行病学研究报告显示：糖尿病足的年发病率在30岁以前和30岁以后诊断者分别为2.4%和2.6%。国外报道糖尿病性坏疽的平均高位截肢率在20%以上。1998 年，Reiber 等统计在非创伤性截肢者 50% 为 DF 患者。据国外对大量 DF 患者的统计，在其一生某一时间约有 15% 的病人会出现溃疡，最终导致 85% 的病人截肢。另据 Lithner 报告估计，美国约有 25% 的糖尿病人发生糖尿病足，其中糖尿病性足溃疡的患病率为 3%，多见于老年糖尿病人，每 15 人中有 1 人需要截肢，平均每 1000 名糖尿病人中有 6 人截肢，美国每年糖尿病截肢者超过 4 万人。实际上 50% 的非外伤性截肢者为糖尿病人，糖尿病人下肢截肢的危险性为非糖尿病人的 15 倍，因血管病变导致肢端坏疽者，男性糖尿病人比男性非糖尿病人高 53 倍，女性糖尿病人比女性非糖尿病人高 71 倍。与年龄的关系，50 岁组糖尿病人下肢病变比同龄非糖尿病人高 156 倍，60 岁组高 85 倍，70 岁组高 53 倍，而且糖尿病人一旦发生足病变往往累及双下肢，而非糖尿病人多为单侧受累。糖尿病足的截肢率随年龄增长而增长，并有种族差异，WHO 多国研究表明，在英国，白人的截肢率为 1.42‰，而亚裔为 0.34‰。所有非糖尿病人发生动脉粥样硬化的危险因素，如吸烟、血脂异常和高血压等，也同样适用于糖尿病人。

糖尿病截肢者的预后不良，在抗生素问世以前主要死因为感染和中毒，应用抗生素以后，糖尿病截肢者死亡率迅速由 1935 年的 50% 下降到 1962 年的 7%，其他报告显示，糖尿病人膝以下截肢者的死亡率为 1% ~ 14%，到 1982 年下降为 3%，手术死亡率由 10% 降为 1.5%，这主要是由于心血管支持技术的改善和早期恢复及时。截肢部位是决定死亡预后的关键因素，年龄超过 60 岁的患者和肥胖者的死亡率高，住院和术后短期内死亡的主要原因是心、肾并发症，长期预后的改善不明显，截肢后 3 年存活率为 65%，5 年存活率为 41%。

国内，1980 年潘孝仁报道 DM 患者 5 年、5 ~ 10 年和 >10 年的下肢动脉病变率分别为 22.6%、20%、66.7%。1981 年对 10 家医院 3588 例糖尿病人的调查统计显示，有糖尿病性坏疽病人 12 例，占 3.4%，其中 6 人截肢，截肢率为 50%。1990 年我国 DF 总的发病率为 0.9% ~ 1.7%，而老人则高达 2.8% ~ 14.5%。李仕明调查了我国 15 个省 29 所医院 1980 ~ 1991 年的 82487 例 DM 患者中，DF 患者有 2009 例，占 DM 门诊病人的 2.4%，比 10

年前增加了 6.7 倍，占 DM 住院病人的 12.4%。唐兰等报道诊治 DM 相对集中的空军总医院 1985～1994 年住院 DM 患者 1342 例，其中 DF 有 417 例，发病率为 33.1%，且随年龄而明显增加，中青年组（31～44 岁）发病率为 11%（33 例 DF/301 例 DM），中年组（45～59 岁）发病率 27.4%（163 例 DF/594 例 DM），老年组（66～80 岁）发病率为 49.5%（221 例 DF/447 例 DM）。

糖尿病骨病是除糖尿病性足溃疡和肢端坏疽外，引起糖尿病夏科（Charcot）关节最常见的原因，X 线片上可见有足部小骨骼的无菌性溶骨性破坏，常导致足变形。据一项对 168 例糖尿病性足溃疡病人与 59 例无糖尿病性和病史的足溃疡患者（年龄、性别、病程与前者相匹配）的 X 线片对比研究，显示 30% 糖尿病性足溃疡者同时有糖尿病骨病，对照组则无骨病表现。间歇性跛行在糖尿病患者中也较常见，约 4% 的糖尿病人有间歇性跛行，但各家报告的差别很大，可能与不同种族及不同吸烟嗜好的人群选择有关。英国 Fragham 研究糖尿病间歇性跛行者发生脑卒中与心肌梗死的危险性增加，瑞典报告糖尿病间歇性跛行者发生休息时心绞痛的几率比非糖尿病间歇性跛行者高 2 倍，前者发生肢端坏疽的几率比后者高 6 倍。其次与糖尿病神经病变有关的小损害，包括前足弓消失、杵状趾、干脚、胼胝和干裂，T1DM 和 T2DM 前足弓消失分别占 59% 和 64%，干脚分别占 33% 和 29%，胼胝分别占 46% 和 64%，干裂均占 7%。临床上对这些神经性小损害往往缺乏重视，但它们更常见，而且能引起足功能损害，而这些损害通过对病人进行教育和早期治疗是可以预防的。

第二节　糖尿病足的临床特征和常规检查

一、糖尿病足的临床表现

DF 的临床表现比较复杂，但主要有肢体缺血、神经功能障碍和感染三方面特点。

（一）肢体缺血——血管狭窄、闭塞缺血性病变

患足皮肤干燥无汗，肢端发凉、干枯、苍白或发绀，毳毛脱落，趾端瘀黑，或呈干性坏死，伴间歇性跛行、静息痛剧烈。颈动脉、腹主动脉及股动脉可听到吹风样杂音，足背及胫后动脉搏动消失，抬高苍白试验（肢体抬高试验）：强阳性/5～10秒。

（二）神经功能障碍——末梢神经变性病变

患足麻木或刺痛、发凉，对称性双足感觉障碍，或肢体疼痛，患足掌踏地有踩棉絮感。或有"肢冷"，入夏仍欲衣被；抬高苍白试验阴性；或患肢有烧灼性疼痛，或伴放射痛，肢体触觉敏感；足背动脉、胫后动脉搏动存在，甚至较为亢进有力。

（三）感染

1. 肌腱筋膜变性坏死病变　患足高度肿胀，张力较高；局部色红、灼热，逐渐皮下积液，波动感增强，切开或破溃后，肌腱变性，呈灰白色，弹性柔韧性减退，水肿增粗，或肌腱呈帚状松散坏死，腐烂液化后形似败絮，形成窦道。大量稀薄、棕褐色、秽臭液体溢出，创面及周围组织红肿，呈湿性坏死。病情发展急骤，可迅速蔓延全足及小腿。

患足的足背动脉及胫后动脉搏动存在，如有肢端动脉狭窄或闭塞，也已形成良好的代偿，皮温较健侧高，且无明显静息痛，下肢抬高苍白试验

阴性。

临床多伴有高血糖、高血沉、高白细胞，及低蛋白血症、低红细胞、低血红蛋白症。

2. 皮肤病变　糖尿病足皮肤病变复杂多样，主要表现有：皮肤水疱，破溃形成糜烂，或慢性浅溃疡。常经久不愈，深入皮下组织，引起组织坏死；或趾丫糜烂、潮红、渗出、皮肤轻度肿胀；或因甲癣等症诱发甲沟炎而红肿化脓；或在足掌缘跟部等处，皮肤皲裂粗糙、鳞屑；或足掌等处出现跖疣性溃疡，显示多发杨梅刺样疣心、角性赘疣；或形成胼胝，并在其下形成水疱或溃疡。患足动脉搏动可有或无，肢体抬高苍白试验阴性。患足疼痛较轻或无。

周围血管病变的糖尿病足患者表现为，皮肤干燥无汗，肢端发凉、干枯，毳毛脱落，趺阳脉减弱或者消失，肢体抬高苍白试验阳性。可出现间歇跛行、静息痛直至干性坏疽。

3. 足部骨病变　表现为趾骨吸收，足部萎缩，关节畸形，肢端怕冷。或表现为由糖尿病性坏疽感染引起的趾骨骨髓炎。

二、理化检查

（一）空腹血糖、餐后 2 小时血糖测定

空腹血糖、餐后 2 小时血糖测定能够判定目前血糖控制情况。

（二）糖化血红蛋白和糖化血清蛋白测定

糖化血红蛋白（HbA1c）反映取血前患者 4～8 周内体内血糖的平均水平，若糖化血红蛋白正常，则反映取血前 4～8 周内的血糖控制正常。一般认为，糖化血红蛋白 <7% 为控制良好，<9% 为一般，糖化血红蛋白增高 >9% 则反映该阶段血糖控制不良。

糖化血清蛋白可有效地反映患者过去 1～3 周内的平均血糖水平，不受临时血糖浓度波动的干扰。在糖耐量异常组的糖尿病患者，其糖化血清蛋白、糖化血红蛋白与空腹血糖三者相比，敏感性分别是 72%、78%、64%，

而特异性分别在93%、90%、81%。可见，糖化血清蛋白测定的敏感性较好。糖化血清蛋白能较好地反映血糖的控制情况，并且糖化血清蛋白与糖化血红蛋白有较好的相关性。

（三）血常规、C-反应蛋白检查

血常规、C-反应蛋白检查可判断感染程度。

（四）分泌物检查

下肢溃疡、坏疽处分泌物进行细菌培养、真菌培养及药敏试验，可供临床选用合适的抗生素作为参考依据。

（五）红细胞聚集性测定

红细胞聚集是引起低切变率下血液黏度升高的主要原因之一，也是体内血栓形成的危险因素之一。糖尿病患者在无并发症的糖尿病早期，就存在红细胞聚集性增强。近年研究发现，红细胞聚集速度不但与视网膜病变范围有关，而且与糖化血红蛋白量呈正相关。

三、周围血管检查

（一）踝-肱动脉血压比值（ABI）检测

踝-肱动脉血压比值（ABI）检测是反映下肢血压与血管状态非常有价值的指标，正常值为$0.9 \leqslant ABI < 1.3$，<0.9为轻度缺血，$0.5 \sim 0.7$为中度缺血，<0.5为重度缺血，重度缺血的患者容易发生坏疽。正常情况下，踝动脉收缩压稍高于或相等于肱动脉收缩压，如果踝动脉收缩压过高（如高于200 mmHg）或$ABI \geqslant 1.3$，则应高度怀疑患者有下肢动脉钙化，此时应该测定足趾的血压。

（二）跨皮氧分压（TcPO$_2$）

跨皮氧分压既能反映微循环状态，也能反映周围动脉的供血。测定方法为采用热敏感探头置于足背皮肤。正常人足背皮肤氧张力为$\geqslant 5.33$kPa（40mmHg）。TcPO$_2$ <4.0kPa（30mmHg）提示周围动脉灌注不足，足部易发生溃疡，或已有的溃疡难以愈合。TcPO$_2$ <2.67kPa（20mmHg），足溃疡

没有愈合的可能，需要进行血管外科手术以改善周围血供。如吸入100%氧气后，$TcPO_2$提高1.33kPa（10mmHg），则说明溃疡预后良好。

（三）彩色多普勒超声检查

彩色多普勒超声检查能检测下肢股动脉、腘动脉、足背动脉及趾间动脉的内径、血流量、加速度/减速度比值，判断缺血情况。

（四）血管造影

血管造影为有创检查，是血管情况判断的金标准，可以用于了解下肢血管闭塞程度、部位及侧支循环形成的情况，多用于截肢平面术前定位或血管重建手术及介入放射学治疗术前检查。

（五）MRA 和 CTA 检查

磁共振血管造影（MRA）和 CT 血管造影（CTA）检查接近无创，应用方便，经三维重建后可以显示血管的形态和病变情况。但血管显像为计算机模拟而成，不是最直观的检查结果，对病情的评估不是最准确，国内多用于手术前对血管病变和手术方式的大致评估。

四、神经系统检查

（一）Semmes – Weinstein 尼龙单丝检查

用5.07/10g 的 Semmes – Weinstein 尼龙单丝测定感觉是一种简单而又便宜的方法。较为简便的方法是用尼龙丝一头接触于患者的大足趾、足跟和前足趾，此时能感到足底尼龙丝，用手按尼龙丝另一头轻轻施压，正好使尼龙丝弯曲，患者足底或足趾此时能感到足底尼龙丝，则为正常，否则为不正常。不正常者往往是糖尿病性足溃疡的高危人群，并有周围神经病变。

（二）音叉检查

应用128Hz 的音叉置于病人的双足拇趾上，如果病人对音叉引起的振动感觉减弱或消失，提示神经发生病变。

（三）神经电生理检测

采用肌电图或者诱发电位测定仪，检测患者双侧胫后神经、腓神经的感觉以及运动神经的波幅、潜伏时间，可见患者感觉神经和运动神经传导速度减慢。

五、皮肤温度觉检查

（一）定性测定

将音叉或一根细不锈钢小棍置于温水中，取出后让患者不同部位的皮肤感觉，同时与测试者感觉作比较。

（二）定量测定

利用皮肤温度测定仪可精确测定皮肤温度觉。

六、压力测定

采用足部压力测定系统可以测定足底不同部位所受压力情况，可发现足压力异常，通过矫正可以尽量减少局部受压点压力，避免发生压力性溃疡。

七、骨关节检查

（一）X 线检查

X 线可发现骨质疏松、脱钙、骨髓炎、骨质破坏、骨关节病变，还可发现动脉硬化、气性坏疽感染后肢端软组织的变化。

（二）CT 检查

CT 可显示骨髓腔、软组织的异常改变，可提示骨感染、骨膜或皮质骨侵蚀。

（三）MRI 检查

MRI 对骨髓炎的诊断敏感性与特异性均较高，且对软组织的分辨较 CT 更好。

第三节　临床诊断

一、诊断标准

（一）有明确的糖尿病病史

糖尿病患者，糖尿病病程较长，多为 5～10 年或以上，年龄一般 > 50 岁。

（二）肢体缺血表现，动脉搏动减弱或消失

肢端供血不足，皮肤发凉、发绀，疼痛，麻木。

（三）足部溃疡、坏疽

糖尿病患者足部皮肤溃疡，或有湿性坏疽、干性坏疽等临床表现者。

（四）神经功能障碍

感觉迟钝或丧失，足趾或足的畸形等有高危足表现者。

（五）感染

糖尿病患者肢端溃烂，感染化脓。

（六）辅助检查

1. 踝 - 肱动脉血压比值（ABI），小于 0.9 者。

2. 彩色多普勒超声检查示，肢端血管变细，血流量减少造成缺血或坏疽者。

3. 血管造影证实，血管腔狭窄或阻塞，并有临床表现者。

4. 电生理检查示，周围神经传导速度减慢，或肌电图、体感诱发电位异常改变者。

5. X 线片检查示，骨质疏松、脱钙、骨质破坏、骨髓炎或关节病变、手

足畸形及夏科关节等改变者。

二、诊断时注意事项

糖尿病性坏疽诊断的正确与否，取决于详细询问病史及各项检查综合判断。患者的主诉往往提示疾病的关键和检查的重点。糖尿病患者主诉为双下肢行走无力，小腿腓肠肌胀痛，尤其是发生间歇性跛行，应高度警惕由动脉阻塞引起的下肢缺血。腓肠肌痛是间歇性跛行最常见的部位，并提示股动脉或股腘动脉受阻；大腿或臀部疼痛，则提示病变可能在髂动脉或髂股动脉受阻；疼痛大多局限在足趾或足的远端，夜间疼痛加重，甚至卧床时疼痛加剧，下肢下垂后有缓解，此时病变已发展到中期，当病变到了晚期，肢端随时可能发生溃疡或坏疽。因此，诊断时必须注意充分利用传统检查方法结合现代检查手段，进行综合分析，才能做出正确诊断。

第四节　分类与分级

一、临床分类

（一）按血管病变分类

按血管病变分类可将糖尿病足分为微血管病变性坏疽、大血管病变性坏疽和混合型坏疽。

微血管病变性坏疽，肢体中、小动脉病变轻，足背和胫后动脉搏动多存在。此型临床表现，经常是在皮肤营养不良的基础上发生溃疡和坏疽，多是因外伤、皮肤干裂和感染所造成，可见于足部任何部位，感染严重者可诱发大面积坏疽。

大血管病变性坏疽，多由肢体中、小动脉病变引起。肢体缺血严重，临床以动脉硬化性闭塞症的特点为主，常有较大范围的坏疽和继发感染。

混合型坏疽，以肢体中、小动脉病变为主，微血管病变较轻，多没有糖尿病特有的肾和视网膜病变。临床以动脉硬化性闭塞症的特点为主，见于动脉硬化性闭塞症病程较长，而糖尿病病程较短的患者。

（二）按糖尿病性坏疽的性质分类

按糖尿病性坏疽的性质可分为湿性坏疽、干性坏疽和混合性坏疽三种临床类型。

糖尿病湿性坏疽较多，占糖尿病性坏疽的78%，是致残率高的主要原因。以微血管病变和细小动脉硬化，组织灌注不良，血管通透性增强，巨噬细胞功能减弱，且局部高糖状态为主要的病理基础。多有肢端循环及微循环障碍，并常伴有周围神经病变。局部常有红、肿、热、痛，伴功能障碍，严重者常伴有全身不适，及毒血症或败血症等临床表现。

糖尿病患者干性坏疽较少，仅占坏疽病人的 6.8%。多发生在糖尿病患者肢端动脉及小动脉粥样硬化，使血管腔狭窄；或动脉血栓形成，致使血管腔阻塞，血流逐渐或骤然中断，但静脉血流仍然畅通，造成局部组织液减少，导致血流中断的远端肢体，可发生不同程度的干性坏疽，其坏疽的程度与血管阻塞的部位和程度相关。

糖尿病患者混合性坏疽较干性坏疽较多见，占坏疽病人的 15.2%。其主要病理基础是微循环障碍和小动脉阻塞同时并存，且并发感染所致。

（三）按糖尿病性足溃疡和坏疽的原因分类

糖尿病性足溃疡和坏疽的原因主要是神经病变、血管病变和感染。根据病因，可将糖尿病足分为神经性、血管性和混合性。

二、临床分级

（一）国际临床分期

一期：早期病变期。患者可出现下肢发凉、麻木、感觉异常或腿部抽筋等临床表现。

二期：局部缺血期。患者出现间歇性跛行，患足可出现轻度肌萎缩，皮肤干燥，皮色略淡或淡红，皮肤温度略低于健侧，患足可出现出汗减少，趾甲生长缓慢。

三期：营养障碍期。间歇性跛行加重并出现静息痛，患者多夜间疼痛，难以入眠，患肢营养障碍征象加重，肌萎缩明显，皮肤干燥脱屑，趾毛脱落，足不出汗，趾甲肥厚变形，生长缓慢，皮色苍白，或淡红，或紫红。

四期：坏疽期。足趾出现紫红肿胀，发生溃疡或坏疽，坏疽可为一趾、数趾或足部不一，溃疡可扩大加剧，使足前部或全足红肿。

（二）国内临床分期（Ⅲ期 3 级分类法）

一期：局部缺血期，以慢性缺血、间歇性跛行为主要特征表现。

二期：营养障碍期，以静息痛为主要特征表现。

三期：坏死期，即溃疡坏疽期。

根据坏死范围，又分为三级。

一级：坏疽局限于足趾或手指。

二级：坏疽扩延至足背或足底，超过跖趾关节。

三级：坏疽扩散至踝关节或小腿。

（三）瓦格纳（Wagner）分类法

瓦格纳认为坏疽程度的划分应以机体组织抗感染能力及坏疽病变的性质、范围、深度作为分级的依据，及说明被感染的严重程度。将糖尿病足的病变程度划分为 0～5 级。

0 级：皮肤无开放性病灶。常表现肢端供血不足、皮肤凉、颜色发绀或苍白、麻木、感觉迟钝或丧失。肢端刺痛或灼痛，常兼有足趾或足的畸形等高危足表现。

1 级：肢端皮肤有开放性病灶。常因水疱、血疱、鸡眼或胼胝、冻伤或烫伤及其他皮肤损伤所引起的浅表溃疡，但病灶尚未波及深部组织。

2 级：感染病灶已侵犯深部肌肉组织。常有轻度蜂窝织炎，多发性脓灶及窦道形成，或感染沿肌间隙扩大，造成足底、足背贯通性溃疡或坏疽，脓性分泌物较多。足或趾皮肤灶性干性坏疽，但肌腱韧带尚无破坏。

3 级：肌腱韧带组织破坏。蜂窝织炎融合形成大脓腔，脓性分泌物及坏死组织增多，足或少数趾干性坏疽，但骨质破坏尚不明显。

4 级：严重感染已造成骨质破坏、骨髓炎、骨关节破坏或已形成假关节、夏科关节，部分趾或部分手足发生湿性或干性严重坏疽或坏死。

5 级：足的大部或足的全部感染或缺血，导致严重的湿性或干性坏疽，肢端变黑，尸干，常波及踝关节及小腿。一般多采取外科高位截肢手术。

（四）Texas 大学分级

Texas 大学分级被认为比 Wagner 分级更为形象，并可以预测截肢的危险性和后果。具体分级见表 1－1：

表 1-1　Texas 大学分级表

分级	临床表现	分期	临床表现
1	足部溃疡病史	A	无感染无缺血
2	表浅溃疡	B	合并感染
3	溃疡深达肌腱	C	合并缺血
4	溃疡累及骨、关节	D	合并感染和缺血

（五）Foster 分级法

1 级：正常的足

2 级：高危的足

3 级：溃疡的足

4 级：合并感染的足

5 级：坏死的足

3~5 级还可以进一步被分为神经性和缺血性

1~2 级主要是预防

3~5 级需要积极治疗

第五节　西医治疗

一、糖尿病足的综合治疗

（一）血糖控制

控制糖尿病，运用饮食治疗，口服降糖药或注射胰岛素，将血糖控制在接近正常水平。

1. 饮食治疗　饮食治疗是糖尿病足综合治疗的重要组成部分。采用科学的饮食可减轻 β 细胞负担，使血糖稳定，并能减少血管并发症，有利于坏疽愈合。临床上应根据患者具体情况科学的分配饮食，既要有利于控制高血糖、高血脂及高体重，减少糖尿病大小血管并发症，也要保证患者的正常生理需要。尤其是年高体弱的坏疽患者，更要合理分配饮食，给予足够的营养，增强患者机体抵抗力，为促进坏疽愈合创造有利条件。同时临床上需随时根据生化检查结果，及时纠正水、电解质、酸碱平衡紊乱，并给予支持疗法，在不影响心肾功能的前提下，适当加大静脉液体输入量，促进毒素排出。

食物中的营养成分很多，但主要是碳水化合物、蛋白质、脂肪三大营养素，当然还有纤维素和各种维生素及微量元素等。成年人糖尿病患者的饮食成分比例以往多主张低碳水化合物、高蛋白、高脂肪为主，结果容易导致患者发生血管并发症。近些年来对糖尿病人食物成分的比例分配有了很大改进，多数学者主张在总热量范围内适当增加碳水化合物和纤维素饮食，减少脂肪和高胆固醇饮食，可改善糖耐量，有利于控制糖尿病及预防大血管并发症，并减少肢端坏疽发生。对伴有心、肾并发症者，应减少钠盐摄入，以减轻心肾负担，有利于恢复心肾功能。因此，各种营养素对糖尿病坏疽均有一定的影响。

2. 口服降糖药 目前常用的口服降糖药分为磺脲类、双胍类、α - 葡萄糖苷酶抑制剂、苯甲酸衍生物五种。

磺脲类药物临床应用广泛，目前在各类降糖药物中占重要地位，其作用机制主要为促进胰岛细胞分泌胰岛素，其次有促进外周组织胰岛素的利用。磺脲类降糖药特别适用于消瘦的 2 型糖尿病患者，尤其是胰岛 β 细胞功能较差的患者。除单独应用外，还可与双胍类、α - 葡萄糖苷酶抑制剂、吡格列酮联合应用。肾功能不全者首选糖适平（格列喹酮）和胰岛素治疗。对于老年患者，应尽可能避免低血糖的发生。在应用过程中应注意监测肝肾功能、血糖等变化。特别需要强调的是，磺脲类药物之间不宜同时应用。

双胍类降糖药的作用机制为增加外周组织对葡萄糖的利用，抑制肠内葡萄糖的吸收，抑制肝糖输出，增加胰岛素敏感性。适用于 1 型、2 型糖尿病患者。但 1 型糖尿病患者及重度的 2 型糖尿病患者，不能单独使用此类药物治疗，而应与其他降糖类药物联合使用。

α - 葡萄糖苷酶抑制剂的作用机制为在肠内跟寡糖竞争与 α - 葡萄糖苷酶结合的机会，从而阻止肠道对多糖的吸收和利用，可明显降低餐后血糖，其有效率为 50% ~ 60%，一般不会引起低血糖反应。主要用于餐后高血糖者。

苯甲酸衍生物为餐时血糖调节剂，能快速短效促胰岛素分泌，适用于餐后高血糖者。该类降糖药起效快，服药后立即可以进餐，在餐后 1 小时血糖高峰时，刺激分泌的胰岛素也同时达到高峰，能有效地控制餐后高血糖。而且该药作用时间短，当餐后 2 小时血糖下降后，该药的作用已基本消失，此时胰岛素分泌的量也相应减少，这就避免了下次餐前发生低血糖。但因其作用时间短，餐后 2 小时以后基本无作用，因此使用该类药物必须在基础血糖正常时才能单独使用。

吡格列酮为胰岛素增敏剂，作用于细胞核受体，调节细胞的基因表达，从而改善肝、脂肪细胞的胰岛素抵抗。可以明显改善肥胖患者及糖耐量减低患者的机体组织对胰岛素的敏感性。

3. 胰岛素治疗 糖尿病性坏疽患者原则上均应选用胰岛素治疗，有利于控制糖尿病及坏疽发展，缩短坏疽治愈病程。但一部分糖尿病性坏疽患者血糖水平不高，而且坏疽不严重，采用饮食疗法或口服降糖药物能控制血糖在满意水平。因此，需要根据患者具体情况选用胰岛素或口服降糖药。

糖尿病性坏疽前期或初期，局部无明显感染，经控制饮食，口服降糖药治疗血糖能控制在满意水平（6.0～8.3mmol/L）时，可不用胰岛素治疗，但必须密切观察血糖、尿糖、酮体变化，根据病情变化再决定是否改用胰岛素治疗。

糖尿病轻、中度坏疽（2～3级），感染已得到控制或坏疽已属于恢复期，全身情况较好，血糖水平不高，或经控制饮食，口服降糖药治疗后空腹血糖能控制在8.3～10mmol/L以下，24小时尿糖低于10.9mmol/L者，可不选用胰岛素治疗，但必须密切监测血糖和尿糖变化，病情加重时及时改用胰岛素治疗。

糖尿病性坏疽虽然较轻（1～2级），但血糖较高，在11.2mmol/L以上，24小时尿糖超过10.9mmol/L，胰岛素释放曲线低下，经饮食治疗及口服降糖药治疗不满意者，可选用胰岛素治疗，有利于控制坏疽发展。

糖尿病性坏疽虽然面积较小，但局部感染化脓有蔓延扩大趋势，或烧伤、烫伤面积较大，或行外科中、大急症手术，必须选用胰岛素治疗。

糖尿病性坏疽较重（3～5级），感染明显、血糖较高、食欲较差、营养不良、体重减轻、消瘦无力，尤其是老年患者，根据血糖水平应选用胰岛素治疗。

糖尿病性坏疽患者伴有相关急性并发症，如酮症酸中毒、非酮症高渗性昏迷、乳酸性酸中毒、全身感染等，必须选用胰岛素治疗。

糖尿病性坏疽患者伴有微血管病变，或周围神经病变，或严重的心、肾、脑、肝、眼底等慢性并发症者，应选用胰岛素治疗。

若出现酮症酸中毒或血糖>16.7mmol/L，可先静脉推注胰岛素8～10U，或给予持续小剂量静脉滴注胰岛素疗法（500mL生理盐水加正规胰岛素8～12U持续静脉滴注），2小时后复查血糖，若降幅<30%，则胰岛素量加倍；直到降为13.9mmol/L左右，将生理盐水改为5%葡萄糖（或葡萄糖

氯化钠注射液），使血糖维持在 11.1mmol/L 左右，酮体转阴后，可过渡到常规胰岛素治疗。

由于糖尿病性坏疽常伴有局部感染化脓、发热、食欲减退、消瘦无力，而且不可避免地接受换药、清创手术，因而常处于应激状态，影响胰岛素作用的体内、体外因素很多。个体对外源性胰岛素敏感性也不相同，胰岛素治疗很难制定统一的模式或公式计算胰岛素初始剂量，目前多主张个体化处理。情况不明时可参照某些估算方法，如根据尿糖估算，或根据血糖浓度估算，或根据生理需要量估算等方法。其中根据血糖浓度估算是常用的方法之一，临床上有多个常用的估算公式，但是由于糖尿病性坏疽患者胰岛功能的个体差异很大，这种公式化显得过于简单，不可能适用于每个病人。初始剂量确定后，常需经过 3~5 天试验治疗，复查血糖后，再根据餐前、餐后血糖逐渐调整胰岛素剂量，直至血糖达到满意水平。

（二）扩血管、抗凝、溶栓、改善循环与微循环

扩血管、抗凝、溶栓、改善循环与微循环都是使肢端血流畅通，控制糖尿病血管病变的发展，改善肢体血液循环和微循环，防止发生肢体坏疽。

1. 西药制剂改善循环常用药物

（1）前列腺素类药物：前列腺素 E_1（PGE_1）在体内外均有抗血小板作用。它能抑制大鼠及人类血小板由二磷酸腺苷（ADP）引起的聚集，也能对抗肾上腺素、5-羟色胺、垂体后叶加压素、凝血酶、胶原、花生四烯酸、抗原-抗体复合物等引起的血小板聚集。人体动脉注射 PGE_1 可使肢体血流大为增加，临床应用凯时（前列地尔注射液，即 PGE_1）静滴，该药物制品以脂微球为载体，有剂量小、副作用少、有效时间长、病变靶向作用的优点，有效率为 59.7~91%。

前列环素（PGI_2）的主要作用是抗血小板聚集及使血管扩张，为目前抗血小板作用较强者。可减弱 ADP 引起的血小板聚集，而且对聚集的血小板有溶解作用，较大剂量 PGI_2 可抑制血小板黏着。

（2）抗血小板制剂：阿司匹林的作用机制，目前还没有统一意见。一般认为阿司匹林可抑制释放反应，是由于它对血小板膜的乙酰化，从而影

响血小板代谢。Roth 提出，阿司匹林可使环氧化酶乙酰化，阻止前列腺素 G2 的合成，从而抑制血小板的聚集及释放反应。阿司匹林在临床微循环障碍性疾病的应用很广。实验证明，广义的微循环障碍疾病，均与血小板纤维栓塞有密切关系，如糖尿病性肢端坏疽、糖尿病性眼底血管病变、糖尿病心、脑、肾脏病变等多种疾病，均属于这个范畴。阿司匹林可解除血小板聚集，并能解除糖尿病性肢端坏疽足趾剧烈疼痛。

西洛他唑（培达）为磷酸二酯酶抑制剂，具有抑制血小板聚集、扩张血管、调解血脂、抑制平滑肌细胞增殖和保护内皮的作用。荟萃分析显示，西洛他唑对糖尿病和非糖尿病的间歇性跛行患者，均能显著增加其行走距离，能提高患者的生活质量，并改善脂质代谢。西洛他唑通过改善糖尿病患者末梢循环障碍而缩小溃疡，其改善糖尿病周围神经病变的机制，对糖尿病性足溃疡治疗有很好效果。我国的糖尿病性足溃疡多为混合性，而西洛他唑既可扩张血管，又能营养神经，因此可从两方面治疗糖尿病性足溃疡。

安步乐克为 5－羟色胺受体拮抗剂，具有明显缓解动脉痉挛，抑制血小板聚集、血管平滑肌增殖和动脉粥样硬化形成的作用。

潘生丁（双嘧达莫）的抗血栓作用很强。它能抑制由肾上腺素、ADP、胶原等引起的人体血小板聚集，能阻止血管严重损伤时血管内白色血栓的形成和解聚作用。

（3）α受体阻断剂：酚妥拉明有扩张血管作用，在小剂量时也可对血管平滑肌有直接扩张作用，可使血压下降。临床应用常用于外周血管痉挛性疾病、肢端动脉痉挛、雷诺病、手足发绀症、糖尿病肢端缺血等。

妥拉苏林（妥拉唑林）作用较酚妥拉明弱。能减弱或取消肾上腺素与去甲肾上腺素收缩血管的作用，引起血压下降，兴奋心脏，有较强的拟胆碱作用及组织胺样作用。临床多用于糖尿病外周血管痉挛性疾病、肢端动脉痉挛、血栓闭塞性静脉炎等，可取得满意效果。

莨菪类药物被列为抗胆碱药。是一组 M 受体和 α 型肾上腺素能受体（α受体）阻断剂，具有明显的拮抗乙酰胆碱、肾上腺素、5－羟色胺和组织胺所引起的微血管收缩作用。它具有解除微血管痉挛，使微血流畅通；激活微血管自律运动；降低微血管通透性，减少渗出和实质细胞损伤；抑制血栓素合成，减少血小板和粒细胞聚集；降低全血比黏度，改善血液流态和红细胞流速，及调节部分内分泌等作用。临床上常有的药物有山莨菪碱，用于治疗糖尿病足患者，常能改善全身和局部的微循环障碍，可取得良好的效果。

（4）降纤维蛋白药物：东菱克栓酶适用于伴有缺血症状的慢性动脉闭塞症（血栓闭塞性脉管炎、闭塞性动脉硬化症）、末梢循环障碍等的防治，疗效确切，见效快，疗程短。

百奥蚓激酶有调整血液黏度、软化血管的功能，可以修复因动脉硬化而受损的血管壁，具有抗血小板聚集率增高，特异性降解纤维蛋白原的作用，并且和血栓有特殊的亲和力，能吸附在血栓上直至溶解，从而改善症状并防止病情发展。

蝮蛇抗栓酶是由蝮蛇毒中提纯的一种生物制品。有很强的降低血液黏度，降低血浆纤维蛋白原和血脂的作用。尤其对减少血小板数量，抑制其黏附性与聚集有显著功效。其抗凝溶栓，活血化瘀，改善微循环障碍已广泛应用于临床多种疾病。临床应用蝮蛇抗栓酶治疗糖尿病足、糖尿病性周围神经炎、糖尿病性脑血管病变均可取得较好效果。

（5）抗凝剂和纤溶剂：可适量短期应用于高凝状态、急性血栓栓塞症或肢体缺血有急性加重趋势的情况。如低分子肝素、华法林等药物。

2. 中药制剂改善微循环常用的药物 川芎嗪不仅能解除微血管痉挛，扩张微血管口径，而且能加快血液流速，增加流量，改善血液流态，增加单位面积毛细血管数，使微循环障碍得到改善。此外，亦有报道川芎嗪能使血小板聚集减轻，抑制纤维蛋白形成，并有抗血栓素的作用。临床上以该药治疗糖尿病性坏疽，作为全身治疗可显著改善微循环障碍，同时对心脑肾微循环障碍者有明显的改善作用，一般列为常规用药。

阿魏酸钠（川芎素、当归素）主要作用为抗血小板和抗血栓形成。临床作为活血化瘀和改善微循环药物，治疗血栓闭塞性脉管炎、糖尿病性肢端坏疽早期，可取得一定的疗效。

丹参制剂可使血管收缩，血流减慢，甚至可以使毛细血管完全消失的微循环障碍得到改善。临床主要用于活血化瘀，改善微循环，有报道不少医院利用丹参注射液治疗糖尿病足取得了明显的疗效。

脉络宁注射液是近年来开发的一种活血化瘀制剂。主要成分由玄参、牛膝等中药材提取精炼而成。具有抑制血小板聚集和降低全血黏度，减少血栓形成，扩张微血管，增加血液流量，改善微循环的良好作用。

（三）抗感染治疗

选用有效抗生素，可控制全身和坏疽局部感染，并能有效减少坏疽局部蔓延扩大和毒血症、败血症的发生。

适用于并发感染，尤其对于肢体发生坏疽者。未知病原菌者应早期、足量、高效联合应用广谱抗生素；病原菌明确者应根据脓液培养结果，选用高度敏感抗生素控制感染或调整抗生素。联合用药一般需要 10～14 天，如有骨髓炎，则需要 4～6 周，并口服用药 10 周，同时应根据组织的缺血程度来加大抗生素的剂量。

（四）糖尿病周围神经病变的治疗

末梢神经功能障碍等并发症临床可应用弥可保（甲钴胺）、醛糖还原酶抑制剂、肌醇、氨基胍、神经营养剂（维生素 B 族、ATP、神经节苷脂）及神经生长因子等药物，能修复损伤的神经纤维，改善神经细胞的能量代谢，并能消除这方面的致病因素。

（五）支持疗法

纠正水、电解质、酸碱平衡紊乱，积极给予支持疗法。

（六）积极治疗心、脑、肾

积极治疗心、脑、肾疾病，增强患者体质，为保证坏疽的顺利治疗打好基础。

二、糖尿病足的局部处理

（一）基础护理及治疗

注意足部保暖，防止冻伤。但慎用热水袋、电热毯、红外线、理疗、火炉取暖，以免烫伤感染。并慎用按摩器按摩手足，以防摩擦皮肤起疱感染而导致坏疽。

对足部有畸形者，可穿矫形鞋纠正足的负重点。90%的神经性溃疡可通过合理的保守治疗而愈合，处理关键是减轻原发病造成的压力，通过足部压力计了解压力分布，然后利用特殊矫形鞋子或矫形器来改变患者的足部压力。

鞋袜要清洁，不宜过紧或过松，通气要良好，最好穿软底布鞋，棉质袜，不穿凉鞋，禁止赤脚行走。患者不宜剧烈运动，避免双足过度负重。预防外伤，每天应检查足部有无皮肤损伤，并妥善处理。

对鸡眼、胼胝、骨刺、甲沟炎、囊肿或足癣应及时治疗，教育患者不要自行处理，以防消毒不严引起细菌感染，而导致坏疽。

（二）皮肤水疱、鸡眼及胼胝等的治疗

保持水疱清洁，避免受压，微循环改善后可自行吸收。对紧张性大的水疱应在无菌操作下抽出渗液，并可涂2.5%碘酒预防感染使其干瘪。对鸡眼、胼胝，可做部分或全部切除，并外用生肌散、生肌膏或表皮生长因子等生肌药物，促进皮肤生长，使创面早日愈合，如果处理得当可顺利治愈。

（三）清创

1. 对局部脓肿应及早切开排脓，以减轻其内压，对口小腔大的坏疽，应扩大切口，对多囊脓肿应行多个切口，保持引流通畅，使脓性分泌物顺利排出，但不宜过分挤压或冲洗，并禁止患足负重。

2. 对老年糖尿病性坏疽患者，或严重的动脉硬化使肢端供血不足，及其他心、脑、肾并发症较多者，切开引流需避免大面积彻底扩创，应采取蚕食的方法，逐渐清除坏死组织，且应特别注意保护肌腱和韧带，对预后

恢复患足的功能将起到重要作用，为提高患者生活质量创造条件。

3. 对干性坏疽者，应改善肢端供血，使局部炎症减轻，当干性坏死与健康组织分界清楚后，可自足趾基底部切除；如果足背足底发生部分干性坏疽，可将坏死足趾连同跖骨一并切除。多个足趾坏疽并波及跖骨坏死，可做跖骨部分截除，根据坏疽平面最大限度可做跖跗关节离断术。

4. 对骨质破坏感染者，除积极抗菌抗感染外，在清创时应对已失去生命力、脱离骨膜的死骨加以清除。慢性骨髓炎是糖尿病性坏疽久治不愈的重要因素。运用抗生素治疗并非完全有效，由于足骨较小，骨钻孔引流术不易成功，当久治不愈或影响坏疽愈合者时应予摘除。

（四）皮肤溃疡的治疗

1. 局部外用药物　利用654-2（山莨菪碱）具有的扩张血管，改善微循环的药理作用，能使患者溃疡面的毛细血管相应扩张，血流增加，同时促进其他药物更好地吸收并营养创面。实验证明局部应用能改善微循环，使血管袢增长，口径变宽，肢端变暖，疮面转红，新鲜肉芽增生。

美宝（MEBO）湿润烧伤膏具有抗炎、控制细菌生长、促进溃疡愈合等作用。MEBO的中药成分与坏死组织可发生水解、酶解、酸败、皂化四大生物化学效应，使坏死组织可发生由表入里的液化，且无损伤排出，并可为创面组织细胞修复提供生命所需物质，同时可提高机体的非特异性免疫功能。

胰岛素具有直接调节溃疡面血管张力和促进血管壁生长与重塑的作用。溃疡面大剂量外涂胰岛素对全身血糖无明显影响，且能有效地改善病人因糖大量丢失所致的营养缺乏，并可降低体内血糖增高及感染机会加大等病理改变的风险。

多种生长因子的局部外用近年来在临床上应用非常广泛。常用的有成纤维细胞生长因子、表皮生长因子、血小板源性生长因子等，局部外用常常能直接促进肉芽增生，加速上皮生长，促进创面愈合。

苯妥英钠外用能刺激局部成纤维细胞增生，增加胶原合成，提高胶原含量和促进肉芽组织成熟，可加速伤口愈合，从而起到良好的作用。

抗生素的局部外用常因容易引起细菌耐药而避免应用。但如甲硝唑液、庆大霉素等局部外用往往能减少疮面细菌感染机会，在溃疡治疗方面能收到良好的疗效，临床上可酌情运用。

2. 新型敷料的应用 近年来湿性愈合理论在皮肤溃疡的治疗方面已广泛推广，在糖尿病性足溃疡上的应用也收到了较好的疗效，从而使很多凝胶类的新型敷料也应运而生。研究证明，湿性敷料有利于坏死组织和纤维蛋白溶解，能创造低氧环境与促进毛细血管生成，还能促进多种生长因子释放并上调其活性，同时能减轻疼痛和创面换药时的再损伤。

银离子敷料临床使用也取得了良好的成果。研究证明其抗菌能力强，且具有广谱抗菌性；有效作用时间长；病毒、致病菌对其不会产生耐药性、抗药性；有充分的安全性，对身体无害，对环境无污染。银离子敷料的出现，在减少了换药次数和步骤的同时，抗菌作用加强，更加有利于新生肉芽组织的生长，有利于溃疡面的愈合。

纳米敷料是一种新型的抗菌产品，因为它是纳米级，比细菌小得多，它完全可以进入细菌内与它们的酶直接结合，从而将细菌直接杀死，具有良好的抗菌作用。而且纳米颗粒具有较强的皮肤渗透性，可产生热效应，改善微循环，能促进上皮细胞的生长，加速创面愈合与肉芽形成，从而促进伤口愈合。

3. 植皮术 在足部感染情况得到控制，肉芽新鲜的情况下，也可选择行植皮术。及时进行创面植皮有利于溃疡愈合，可明显缩短病程，减少截肢致残率，是一种有效的治疗方法。

（五）截肢手术

截肢手术适用于疼痛剧烈或大面积坏疽且保守治疗无效者。

（六）理疗

对疑有厌氧菌感染或窦道较深，脓性分泌物较多的患者，局部可敞开创面，行高压氧舱或红外线照射治疗。

第六节　并　发　症

一、急性并发症

（一）糖尿病酮症酸中毒

糖尿病酮症酸中毒是糖尿病性坏疽相关急性并发症之一，严重影响糖尿病性坏疽的治疗与愈合，也是内科的常见急症之一。随着胰岛素的问世，病死率已由 60%～70% 降至目前的 10%～11%，但仍因治疗不及时或不恰当而导致死亡。正确及时地诊断，迅速合理地救治，可使绝大多数糖尿病酮症酸中毒病人获救。

1. 发病机制　胰岛素绝对或相对缺乏是造成高血糖及酮症酸中毒的根本原因。而在内环境紊乱时，胰岛素与胰升糖素、皮质素（可的松）、儿茶酚胺之间不平衡是导致高血糖、酮症酸中毒的主要因素。当酮症酸中毒的发生是由感染、糖尿病性坏疽、创伤或心脑血管意外等应激情况诱发时，这些激素的升高更为明显。

2. 临床表现

（1）糖尿病症状加重，如极度烦渴、尿量剧增、显著疲乏、体重减轻、食欲不振、恶心呕吐等。

（2）酮症酸中毒严重时，因病人呼气中含有丙酮而有烂苹果味。酮症酸中毒时，由于血 pH 值下降，刺激呼吸中枢使呼吸加快，肺通气量则降低。当血 pH 值低于 7.0 时，则呼吸中枢处于麻痹状态，可出现呼吸衰竭。

（3）脱水为恒定的临床表现，几乎每个患者均有不同程度的脱水。严重脱水时则出现心率加快、心音低弱、血压下降、四肢发凉等循环功能不良表现，最后发生严重休克状态。

（4）酮血症及酮症酸中毒可使心肌收缩力下降，并使周围血管扩张、血液淤滞、有效血容量减少，因而诱发或加重心功能不全及循环衰竭状态。

（5）轻度酮症酸中毒除头昏、头痛、烦躁等症状外，一般无意识障碍。病情严重者则出现淡漠、迟钝、嗜睡、痉挛、肌张力下降、瞳孔对称性扩大，最终进入昏迷（约占20%）。

（6）糖尿病酮症酸中毒时，可出现晶状体脱水，晶状体混浊，有星状条纹，病人视物呈近视。脱水纠正后均可恢复。

3. 诊断 糖尿病人血糖升高，尿糖及尿酮体阳性，并有酸中毒的实验室检查依据时，即可做出诊断。

4. 治疗

（1）胰岛素的应用；

（2）纠正脱水、电解质紊乱及酸中毒；

（3）循环功能障碍的治疗；

（4）防治低血糖及控制饮食；

（5）积极控制诱因。

（二）高渗性非酮症糖尿病昏迷

高渗性非酮症糖尿病昏迷简称高渗性昏迷，为糖尿病一种较少见而严重的急性并发症，发病率约为糖尿病酮症酸中毒的 1/6～1/10，死亡率较高。

1. 发病机制 糖尿病患者由于胰岛素绝对或相对不足，造成血糖利用减少和肝糖原的分解增加，因而引起严重的高血糖，严重高血糖可引起血浆高渗。

2. 临床表现

（1）显著的高血糖：血糖多在 33.3mmol/L 以上；

（2）血浆渗透压升高伴严重脱水；

（3）尿素氮增高；

（4）缺乏明显酮症；

（5）意识障碍伴神经系统症状和体征。

3. 诊断　主要症状：

（1）有进行性意识障碍和明显脱水表现者；

（2）有中枢神经系统症状和体征，如癫痫样抽搐和病理反射征阳性者；

（3）在感染、心肌梗死、手术等应激情况下出现多尿者；

（4）大量摄糖或应用某些能引起血糖升高的药物（如糖皮质激素、苯妥英钠、普萘洛尔等）后，出现多尿和意识改变者；

（5）有水大量不足或失水（如应用各种利尿剂、脱水药或接受透析治疗等）病史者。

主要诊断指标：

（1）血浆渗透压≥350mmol/L 或有效渗透压≥320mmol/L；

（2）血糖≥600mg/dL（33.6mmol/L）；

（3）尿糖强阳性、尿酮体阴性或弱阳性。

4. 治疗

（1）迅速增加补液，监测中心静脉压；

（2）应用胰岛素，积极控制血糖；

（3）及时监测和补钾；

（4）纠正酸中毒。

（三）糖尿病性坏疽并发感染

由于糖尿病坏疽患者有代谢紊乱、血管及神经病变、机体抵抗力下降而导致的肺部感染、败血症、泌尿系统感染等并发症。而感染及其他急、慢性并发症又可使糖尿病的病情加重，造成坏疽恶化蔓延扩大不易愈合。两者相互影响，形成恶性循环。

其中发病率较高的为肺部感染，分为大叶性肺炎、小叶性肺炎、金黄色葡萄球菌肺炎、肺炎杆菌性肺炎、中毒性肺炎、病毒性肺炎及霉菌性肺炎等，糖尿病性坏疽还可合并肺脓肿及肺结核。

治疗多根据细菌培养结果，针对不同病原体，在控制血糖的基础上积极抗感染治疗。

二、慢性并发症

（一）糖尿病性坏疽与肾脏病变

肢端坏疽和肾脏病变均属糖尿病的慢性并发症。肢端坏疽合并细菌感染可加重肾脏损害，诱发肾衰竭，而肾脏病变又可影响坏疽愈合。糖尿病肾病是糖尿病患者死亡的重要原因之一，早期发现和早期防治可减轻病症和延长寿命。糖尿病肾病得到控制，有利于坏疽创面的生长愈合。

1. 发病机制 糖尿病早期表现为肾小球滤过率增高，肾血流量增加及肾脏体积代偿性增大，糖尿病高血糖使肾小球基底膜胶原增加，降解减慢，而导致肾小球基底膜增厚，是造成肾脏病变的主要原因。且肢端坏疽与糖尿病肾血管病均同源于血管病变。肢端坏疽时由于组织坏死和感染，大量毒素和毒性代谢产物被吸收，从而引起肾脏小血管壁的损害或小血管炎，可加重已经损害的肾脏。

2. 诊断 24 小时尿微量蛋白能反映肾小球动脉硬化及滤过率的改变，成为早期诊断糖尿病肾病的重要手段。

3. 治疗 在基础治疗阶段，为防止肢端坏疽所产生的毒素对肾脏造成的不良影响，必须尽早有效地控制感染，选用不损害肾脏的抗生素；控制输液量，减少钠盐的摄入量；适时应用胰岛素治疗；高血压时首选血管紧张素抑制剂和钙离子抑制剂；严重肾功能不全时应进行血液透析或腹膜透析，终末期可以进行肾移植。

（二）糖尿病眼底病变

动脉硬化都是导致糖尿病慢性并发症的基础。糖尿病性坏疽和糖尿病眼底病变都是因微血管病变引起。微血管病变可加重肢端坏疽，视网膜病变也随之出现不同程度的加重，严重者可致失明。

治疗则在内科综合治疗的基础上，酌情选用激光治疗或玻璃体切割术等治疗方法。

第七节　现代技术在糖尿病足防治中的应用

一、血管重建：挽救肢体，避免截肢或降低截肢平面

（一）手术治疗

外科治疗是下肢缺血性疾病的主要治疗手段，其目的是促进血运和重建动脉供血，改善缺血症状，但要严格掌握手术适应证，慎重选择手术方式。

1. 血管旁路移植术：适用于较大动脉闭塞。

2. 动脉内膜剥脱术：适用于局限的重度狭窄或闭塞。

3. 自体大隐静脉原位转流术：适用于闭塞的部位在腘动脉以远。

4. 下肢远端静脉动脉化术：适用于动脉广泛阻塞，不具动脉重建条件者。

（二）介入治疗

介入治疗主要用于大、中动脉的病变。而大部分糖尿病足患者存在显著的下肢动脉闭塞性硬化病变。对于这些病人，介入治疗可以通过球囊扩张及支架置入术等方法，重新开通狭窄或闭塞的血管，能改善肢体血供，保留肢体以降低致残率。

（三）干细胞治疗

研究表明，成体干细胞具有多分化潜能，可分化为血管内皮细胞，并进一步分化形成新生毛细血管。自体干细胞移植正是利用这一原理，将干细胞移植到缺血的肢体肌肉中，使其分化、形成新生毛细血管，改善和恢复下肢血流，以达到治疗下肢缺血的目的。

自体骨髓干细胞移植对肢体疼痛、冷感、麻木等疗效确切，可使踝肱

指数增加，对糖尿病性足溃疡愈合及截趾创面愈合有促进作用，能降低截肢平面，减少截肢（趾）率和再截肢率，并具有创伤小的优势，适用于合并心脑血管疾病且无法接受常规手术或介入治疗的高龄患者。另外自体移植，不存在排异问题。操作简单、设备要求不高，易于推广。

二、血管内超声消融术

糖尿病足主要原因是股浅动脉、腘动脉闭塞、腘动脉以下中小动脉闭塞、微血管闭塞，及缺血区侧支循环严重不良。血管内超声消融术有识别动脉壁与阻塞性动脉硬化斑块和血栓的能力，可有选择地消融血栓和斑块而不损害血管壁，应用超声波在血管内直接消除血栓和硬化斑块，促使狭窄或闭塞的血管再通。

三、基因治疗

血管基因治疗是目前医学研究中比较活跃、前沿的领域。近年来研究表明，通过应用血管生长因子或转基因治疗能促使内皮细胞增生迁移，从而促进缺血组织血管新生及侧支血管形成，可改善肢体血供。例如血管内皮细胞生长因子（VEGF）基因，应用球囊导管基因定位转移，或直接转入缺血的骨骼肌中，可见大量侧支循环形成，血流量可增加72％以上。

（张臻　阙华发）

第二章

中医文献对糖尿病足的记载

糖尿病属于中医学的"消渴"范畴，而糖尿病足则属于"脱疽"范畴。古代医家虽未明确提出"糖尿病足"之病名，但在其病因病机、症状、治疗及预后方面均有详细论述。

有关脱疽的记载，最早见于春秋战国时期的《黄帝内经》。《灵枢·痈疽》篇最早描述了脱疽的症状，有"发于足指，名脱痈，其状赤黑，死不治；不赤黑，不死。治之不衰，急斩之，不则死矣"的记载，说明古代医家很早就已经认识到脱疽后期腐烂、坏死、发黑的典型症状，当时已认识到"脱痈"疾病的特点及其严重性，明确提出了"急斩之"的手术处理方法，是手术方法（截趾术）治疗脱疽的最早记载。

汉代华佗《华佗神医秘传》云："此证发于手指或足趾之端，先痒而后痛，甲现黑色，久则溃败，节节脱落。宜用极大生甘草，研成细末，麻油调敷极厚，逐日更换，十日而愈。内服药用：金银花三两、玄参三两、当归二两、甘草一两，水煎服，连服十剂当愈。"他指出脱疽症状的演变特点，而且首先提出了内外药物治法，此内服方一直为后世沿用至今，即治疗脱疽热毒证之主方"四妙勇安汤"。

两晋南北朝、隋唐五代时期，首次提出了"脱疽"的病名；并首次认识到消渴可引发脱疽，还阐述了其发病机制。晋代皇甫谧《针灸甲乙经》将"脱痈"改为"脱疽"，首次提出了"脱疽"的病名，云："发于足趾名曰脱疽，其状赤黑，不死，治之不衰，急斩去之，治不去必死矣。"

南齐龚庆宣著的我国最早的外科学专著《刘涓子鬼遗方》中，亦有"发于足趾名曰脱疽"的记载，此后脱疽之名一直沿用。

隋代巢元方《诸病源候论》云："疽者，五脏不调所生也……若喜怒不测，饮食不节，阴阳不和，则五脏不调，营卫虚寒，腠理则开，寒客经络之间，经络为寒流所折，则营卫稽留于脉……营血得寒则涩而不行，卫气从之与寒相搏，亦壅渴不通……故积聚成疽……发于足趾，名曰脱疽。"他指出各种外因导致脏腑功能失调，引起经络、气血功能紊乱是引发本病的内部因素；并首次认识到消渴可引发本病，曰："夫消渴者……以其病变，多发痈疽。以其内热，小便则利也，小便利则津液枯竭，津液竭则经络涩，经络涩则营卫不行，营卫不行则热气留滞，故成痈疽。"又提出："消渴者……久不治则经络壅涩，留于肌肉，变发痈疽。"他认为此脱疽是因消渴病久，内热伤津，而致局部脉络不畅，热盛肉腐，伤骨烂筋而致。

唐代孙思邈在《千金翼方》中对脱疽的记载、论述与《内经》相同，并进一步提出了"毒在肉则割，毒在指则切"的"蚕食疗法"手术原则。

唐代王焘《外台秘要》在此基础上提出："发于足指者，名曰脱疽，其状赤黑，死不疗，不赤黑可疗，疗不衰，急斩去之得活，不去者死。"说明当时对脱疽"不赤黑者"有了治疗方法，只有在治疗无效时才采用手术截肢，而且手术治疗后，可以治愈。

宋金元时期的外科专著如《外科精要》《卫济宝书》《外科精义》等书中均未提及"脱疽"病名，但其症状散见在其他病名中，对消渴引起的脱疽已有一定的认识。

宋代窦汉卿《窦氏外科全书》云："甲背发，此症由消渴之症发于手足指，名曰脱疽，其状赤紫者死，不赤者可治。"表明此时对糖尿病引起的脱疽已有了一定的认识。

金代张子和《儒门事亲》中更是明确指出了糖尿病足为糖尿病的并发症，云："夫消渴者，多变聋、盲、疮、癣、痤、痹之类。""周身风热燥郁，或为目障、痈疽、疮疡，上为咳嗽，下为痿痹。"

元代罗天益《卫生宝鉴》不仅明确记述了消渴病及其常见的症状和并发症，而且对消渴病有"足膝发恶疮"的明确描述，云："夫消渴者，饮水百盏尚恐不足，若饮酒则愈渴，小便频数，味甘甜如蜜，是恶候也。疾之久，或变为水肿，或足膝发恶疮，至死不救。但服此药，三日便见口中浸润，小便顿减，或令人吐，或背脚腰膝疼痛，或呕逆恶心，精神昏困，此乃药之灵验。患者服八九服，有病除矣。"

元代朱丹溪在《丹溪心法》中详细论述了糖尿病足的临床症状，云："脱疽生于足趾之间，手指生者间或有之，盖手足十指乃脏脏支干，未发疽之先烦躁发热，颇类消渴，日久始发此患。初生如粟黄泡一点，皮色紫暗，犹如煮熟之红枣，黑气蔓延，腐烂延开，五指相传，甚则攻于脚面，犹如汤泼火燃。"

到了明代，中医对脱疽的认识已积累了相当丰富的临床经验，外科医家创造了诸多更具体、更科学的治疗方法，文献记载亦逐渐增多。

明代申斗垣的《外科启玄》云："足之大趾次趾，或足溃而脱，故名脱疽。"

明代汪机《外科理例》首次记载女性患者，可因误治引发，云妇女："修伤次指，成脓不溃，焮痛至手，误敷冷药，以致通溃。"并对脱疽赤肿者，常以仙方活命饮加减治疗，或用银花、白芷、大黄加入人参败毒散中发挥托里消毒的作用，对消渴症者，多用滋阴降火法；总结出手术适应证选择的原则，云："微赤而痛可治，治之不愈者，急斩去之，庶可保，否则不治。色紫黑，或发于脚背亦不治。或渴而后发，或先发而后渴，色紫赤不痛，此精气已竭，决不可治。"对脱疽焮痛者主张隔蒜灸法，"隔蒜灸之，不痛者宜明灸之。"并记载了15例脱疽病案，如："一膏粱年逾五十亦患此，色紫黑，脚焮痛……喜其饮食如故，动息自宁，为疮善症……次年忽发渴，服生津等药愈盛，用八味丸而愈。"这是典型的糖尿病伴发脱疽证候的记载。

明代王肯堂《证治准绳》载有"初结发毒，赤肿痛者以五神散及紫河车、金线钓葫芦、金鸡舌、金脑香捣烂敷及以汁涂敷，又以万病解毒丹磨缓涂之"的外敷方法。

明代薛己《外科枢要》提出了更详细的手术记载："重者须当以脚刀转解周界，轻拽运之，则筋随骨出而毒得泄，亦不能，否则，毒筋内断，虽去仍溃。"并记载了桑枝灸法。

明代陈实功《外科正宗》从脱疽的病因、病机、症状、治疗、预后等方面对脱疽做了详细的记载，如："夫脱疽者，外腐而内坏也，此因平昔厚味膏粱熏蒸脏腑，丹石补药消烁肾水，房劳过度，气竭精伤……凡患此者，多生于手足，故手足乃五脏枝干。疮之初生，形如粟米，头便一点黄疱，其皮犹如煮熟红枣，黑气侵漫，传遍五指，上至脚面，其疼如汤泼火燃，其形则骨枯筋缩，其秽异香难解，其命仙方难活。"论述了对此病不同时期所采用的不同的外科治疗方法，如灸之、外药箍之、割取等。

并根据全身症候拟定"内兼补托"的治疗原则，如发病初起"水窠黄泡者，即灸之。初生如粟，里可容谷，皮色紫赤，不作焮肿，发扎仍灸。已灸之后，疮受火气，发泡作脓，外药箍之，内兼补托。毒势已成，疱形稍陷，但紫色未攻脚面者，评议割取。即割取之后，血水淋漓，疼痛不减，和气血，补脾胃。已成饮食减少，身体倦怠，便数口干，滋津液，壮肾水。破后气血受伤，脾胃虚弱，自汗，盗汗、恶心干呕，睡卧不宁，日晡发热，疼痛苦楚，烦闷谵妄，俱宜大补气血。""脱疽初起以蟾酥饼（蟾酥、轻粉、枯矾、寒水石、明矾、雄黄、朱砂、麝香、铜绿、蜗牛）外用，并根据病情选用解毒济生汤、阴阳二气丹、清神散、金液戊土丹、十全大补汤、参术地黄膏、托里消毒散、人参败毒散等方内服，以和气血、补脾胃、滋津液、壮肾水。"

"毒势已成，疱形稍陷，但紫色未攻脚面者"为病势蔓延，此时"治之得早，乘其未及延散时，用头发十余根缠患指本节尽处，绕扎十余转，渐渐紧之，毋得毒气攻延良肉。随用蟾酥饼，放原起粟米头上，加艾灸至肉枯疮死为度。次日本指尽黑，方用利刀寻至本节缝中，将患指徐顺取下。血流不住，用金刀如圣散止之，余肿以妙贴散敷之。次日，倘有黑气未尽，单用蟾酥锭研末掺之，膏盖，黑气自退。患上生脓，照常法用玉红膏等药生肉护骨完口，此为吉兆。内服滋肾水，养气血，健脾安神之剂，若内外无变症，十中可保其三四矣。"对手术指征、术前准备、术后护理、手术方法均进行详细说明，这种先切断患肢的供血，防治感染向未坏死处侵犯，再以灸法促进坏死分离，待分界清晰后在趾（指）关节处行手术分离的方法，能使手术过程减少出血，有利于手术创面的愈合。在当时的医疗条件下具有较高的科学性，亦基本代表了古代中医治疗脱疽的最佳方案，在中医外科学临床至今沿用不衰。

以上表明在明代，我国外科手术已发展到一定水平，同时也说明脱疽发展到一定程度，截趾是不可避免的；明代医书中还记载了多种外治法，如"神灯照法"治脱疽术后色紫肿痛，用针刺治脱疽初起止痛，用猪蹄汤、葱汤或生草汤淋洗，以温通经脉、解毒止痛等。并详尽描述了脱疽不同症候的不同预后，"脱疽看法，起疮不渴，口润舌和，性志寻常，无妄暴急，循礼为吉。初出形如麻子，焮热作痛，一指皆肿，根脚收束者吉；已成头便作腐，肉不紫黑，疼痛有时，脓出肿消者吉；已溃先脓后腐，肉色红活，毒不走散，气不腥秽者吉。未疮先渴，喜冷无度，昏睡舌干，小便频数，阳痿者逆；初起形如粟米，肉便紫色，不肿刺痛，黑色延散者逆；已成疮形枯瘪，内黑皮焦，痛如刀剜，毒传好指者逆；已溃肉枯筋腐，血水臭汗，疼苦应心，零仃彻骨者逆。"并已观察到脱疽有伴消渴和不伴消渴的两种临床情况，如《外科正宗》云："一妇人中年肥胖，生渴三载，右手食指麻痒月余，后节间生一小泡，随后半指渐肿，疼胀不堪，视之原泡处已生黑斑，半指已变紫黑……乃成脱疽。""未疮先渴，喜冷无度，昏睡舌干，小便频数……"

清代，中医对脱疽的认识更为深刻，其辨证论治已较为完善。

清代陈士铎《洞天奥旨》认为发于手足之指，均可称为脱疽，指出"在手足之指上，名为脱疽"，并观察到趾甲变化，云："脚趾头忽发先痒，已而作痛，趾甲现黑，第二、三日连脚俱青黑者，黑至脚上，过胫即死。"

清代吴谦《医宗金鉴·外科心法要诀》载有从病史先有消渴症状，继发坏疽的描述，云："未发疽之先，烦渴发热，颇类消渴，日久始发此患。"

清代魏之琇《续名医类案》载有"一男，因服药后作渴，左足大趾患疽，色紫不痛，若黑若紫即不治"，说明清代已认识到糖尿病可并发下肢坏疽。

在病因病机方面，如清代高锦庭《疡科心得集》曰："脱疽者……或因房术涩精，丹石补药，消烁肾水，房劳过度，气竭精枯而成。""有先渴而后患者，有先患而后渴者，皆肾水亏涸，不能制火也。此证形势虽小，其恶甚大。"指出糖尿病足可由肾虚火旺而成。

清代陈士铎《洞天奥旨》指出："人身气血，周流于上下，则毒气断不聚结于一处，火毒聚于一处者，亦乘气血之亏也，脱疽之生，止四余之末，气血不能周到也。非虚而何。"指出本病由素体虚弱而成。

清代过玉书《增订治疗汇要》称为脱骨疗，"其或修甲受伤及咬伤、轧伤所致。"提示此病也可因机械性损伤而诱发。

在治疗方面，清代陈士铎《洞天奥旨》提出："大补气血，益以泻毒之品，往往奏功如响，何必割指方能存活乎。"认为顾步汤能大补气血，以解其毒，脱疽连服此汤可救脚趾俱黑者，治疗脱疽瘀滞证疗效显著，不主张截肢术。

清代王洪绪《外科证治全生集》称"脱骨疽"，并提出用温药治之，为脱疽虚寒证治疗开拓了新途径，云："凡手足之无名指，患色白而痛甚者，脱骨疽也……大人用阳和汤，幼孩以小金丹，最狠者，以犀黄丸皆可消之。"说明此症不仅成人有，幼孩亦有，且治法各异。

清代吴谦《医宗金鉴·外科心法要诀》载有治疗脱疽初起"外用大麦米煮饭，拌芙蓉叶、菊花叶各五钱，贴之止痛"的外敷法。

清代祁坤《外科大成》详细记载了截除患肢手术方法，"于未延散时，用头发十余根，缠患指本节尽处，扎十余转，渐渐紧之。随用蟾酥饼放原起粟米头上，加艾灸至肉枯疮死为度。次日，本指尽黑，方用利刀寻至本节缝中，将患指徐顺取下。如血流，以金刀散止之。余肿以离宫锭子涂之。次日，倘有黑气未尽，单用蟾酥饼研末掺之，膏盖之，黑气自退，其脓自生，用红黑二膏照常法生肌收口。"并对其疾病的演变过程和预后作了详细的叙述，云："脱疽，生于足大趾，亦生手大指，初起黄疱，次如煮熟红枣，久则黑气侵漫，相传五指……不紫黑者生，未过节者可治，若黑漫五指，上传足跗，形枯筋烂，疼痛气秽者死。"

（阙华发　张臻）

第二章

糖尿病下肢病变中医治疗思路与方法

第一节　病因病机

一、病因及发病机制

糖尿病足（diabetic foot，DF）又称糖尿病性肢端坏疽，是 2 型糖尿病（diabetes mellitus，DM）患者的严重并发症之一，也是导致 DM 患者致残、致死、丧失自理能力、影响生活质量的重要原因之一。"糖尿病足"最早由 Oakley 于 1956 年提出；1972 年，Catterall 对糖尿病足的定义："因神经病变而失去感觉和因缺血而失去活力，合并感染的足成为糖尿病足。"1999 年，WHO 对 DF 的定义是："糖尿病患者由于合并神经病变及各种不同程度末梢血管病变而导致下肢感染、溃疡形成和（或）深部组织的破坏。"

根据糖尿病足的定义可以得知糖尿病足的发病原因主要涉及下肢神经病变、血管病变和感染等诸多因素；DF 发病的主要原因是由于糖尿病合并大、小、微血管病变，致使局部血液灌注不足，或周围神经病变及机械性损伤合并感染所致。其病理生理基础是代谢紊乱、高血糖、高血脂、高血压、高糖蛋白及其他致病因子等，导致糖尿病周围神经损伤、动脉粥样硬化，致使血管内腔狭窄或阻塞、毛细血管内皮细胞损伤与增生，内皮细胞损伤处可有血小板黏附、红细胞聚集及微血管栓塞。由于糖尿病代谢紊乱改变了血管及血液的理化特性，致使纤维蛋白增加，纤溶活力下降，红细胞聚集能力增强，变形能力下降，白细胞贴壁游出，血小板黏附，形成血管内附壁血栓，由此严重影响血液与组织之间的物质交换，使组织细胞营养物质不能吸收，代谢产物不能排出，并使肢端缺血缺氧，易于感染而发生糖尿病足溃疡，且创面不易愈合。

（一）糖尿病足的病理生理

糖尿病性肢体缺血症的病理生理变化是由于代谢紊乱所引起的血管病

变及神经系统的功能障碍，加上糖尿病患者免疫功能受损，容易发生感染。

1. 足底压力的变化　　动态足底压力异常增高与糖尿病足底溃疡的发生明显相关，足底压力增高作为足溃疡的预测因子，具有很高的特异性，两者相关的可能机制为：

（1）足底压力异常增高，机械压力直接破坏组织。

（2）压力增加使足底毛细血管闭塞，局部组织缺血、破坏。

（3）反复、持续的机械压力使组织发生无菌性、酶性自溶。但是足底压力增高并不一定发生溃疡，如类风湿关节炎患者由于关节活动受限，累及足部时也可出现高足压，但并不出现足溃疡。只有在合并周围神经病变的糖尿病患者，由于感觉神经受损，使足部保护性感觉丧失而形成无知觉足，不能察觉早期、轻度的足损害，使损害得以继续发展，最终导致足溃疡的发生。

2. 血管病变　　糖尿病患者因体内代谢紊乱，机体长期持续处于高血糖与蛋白质的非酶糖化状态、脂代谢异常而造成动脉狭窄；病变顺序依次为股深动脉、腘动脉、胫动脉及趾动脉。糖尿病足患者动脉硬化可造成下肢血供障碍，而侧支循环又不易建立，致使足部营养供应减少，容易发生溃疡、坏死，且感染不易控制。

（1）大血管病变：大血管病变是指大、中动脉病变而言，主要发生于腹主动脉、心脑和肢体主干动脉。对因血管病变所引起的糖尿病性肢体缺血症，临床上多称为糖尿病动脉闭塞症。其原因与多种因素有关，如内分泌异常，微量元素平衡失调，代谢紊乱所致血管内皮损伤，血液流变学异常，凝血功能亢进和抗凝血功能低下，血小板黏附、聚集、释放反应，促凝活性增强，前列环素（PGI2）合成减少，血栓素 A_2（TXA_2）生成增多等。

（2）微血管病变：毛细血管基底膜增厚是糖尿病性微血管病变的特征性变化。主要表现为管腔缩小，内膜粗糙，血管弹力和收缩力降低，血流不畅，致使组织缺氧，血黏度增高，红细胞变形性减弱，血小板和红细胞聚集性增强，以及一些凝血物质增多等，均会影响微血管内的血流速度，进而可形成微血栓，被称之为"血栓性微血管病"。微血管病变可以波及全身，发生于肢体末端的微血管，可形成糖尿病微血管性坏疽。其原因是红细胞变形性差、细胞膜顺应性减低、血液流变学的异常、血管内皮损伤等因素，易引起毛细血管基底膜增厚，并有透明样物质沉积，从而引起微血管病变。

3. 神经系统功能障碍　糖尿病患者由于血管病变，引起神经营养障碍和缺血性神经炎。末梢神经病变除微血管病作用外，与高血糖亦有直接关系。研究发现高血糖可使有髓鞘和无髓鞘的神经纤维活性降低，多元糖醇代谢紊乱，神经鞘膜细胞内有山梨醇和果糖积集，其含量与神经功能低下呈一致关系。

神经病变包括运动神经病变、自主神经病变以及感觉神经病变。运动神经病变使糖尿病患者足易变成垂弓足、垂趾；如长期受压或创伤可致骨质吸收破坏和关节变形，称营养不良性关节炎（亦称 charcot 关节）；由于自主神经病变，肢体汗腺分泌减少，皮肤干燥，易于发生皲裂，使皮肤的完整性遭到破坏，容易合并感染。感觉神经病变使足部麻木、感觉异常及感觉迟钝（触、痛、温度、震动感），使肢体对疼痛的敏感性降低，甚至丧失，形成糖尿病无痛足，使自我保护能力下降。糖尿病足神经病变会影响轴突反射，导致其他外来损伤进一步加重，糖尿病易于合并眼病发生视力障碍，使有些患者在足部遭受外伤形成溃疡后不能及时查知。

4. 感染　感染不是糖尿病足的主要原因，却是促使其加重的一个重要因素。糖尿病患者由于机体免疫力低下，白细胞的游走性和吞噬能力降低，使其易于发生感染且难以控制。缺血的肢体更易于发生感染，且多为革兰氏阴性菌感染，感染后使血液中促凝物质和局部氧耗增加，使局部缺血加重而发生坏疽。

总之，糖尿病足的发病机制比较复杂，但根据上述 4 个方面的病理生理变化及其相互之间的关系，可以认为血糖升高是基础，血管病变和神经功能障碍是关键，足底压力异常是诱因，若在此基础上再合并感染，就可促使肢体缺血进一步加重，而引发糖尿病足坏疽。

（二）引发糖尿病足的其他因素

引发糖尿病足的因素有很多，除了血管、神经病变之外，还存在其他一系列相关因素，它们在糖尿病足的不同阶段起着不同程度的作用。

1. 足部解剖的易感因素　足部约占人体体表面积的2%，但却存在众多组织结构。从其解剖结构和功能上来看，足部存在可能的易感因素是：离心最远的支撑部位；身体承重最大的部位；最易受伤的部位；存在数目众多的肌腱、关节、骨骼和肌肉，但肌肉体积所占极少；足底部纤维隔膜较多；足背部缺乏皮下组织。足部因缺乏皮下组织的保护，又存在着众多的肌腱、关节和骨，且组织之间形成较多的纤维隔膜，致使足部最容易受到外界的损伤，因此受伤后易形成脓腔，使感染扩散。

2. 代谢紊乱因素　合并有周围血管病变的 2 型糖尿病患者，其空腹血糖、餐后血糖、糖化血红蛋白、高密度脂蛋白、总胆固醇、纤维蛋白原均与糖尿病周围血管病变有明显的关联性，这些指标与糖尿病神经病变指标异常程度也相关。Asakawa 等认为总胆固醇水平是周围血管病变的危险因素。

3. 血压因素　Ramachandran 等认为高血压是周围血管病变的危险因素。英国前瞻性糖尿病研究（UKPDS）研究显示，严格控制血压，可使与糖尿病有关的任何观察终点的发生率降低24%，微血管疾病发生率可降低37%。最近研究表明，对糖尿病合并高血压患者实施必要的降压治疗，可有效地降低糖尿病足的危险。

（三）糖尿病足的诱因

糖尿病足的常见诱因有：①鞋子不合适或赤足行走以致磨破足趾；②水疱病；③鸡眼；④足病的肉赘；⑤足趾间的真菌感染；⑥甲沟炎；⑦修甲损伤；⑧洗脚水温过热烫伤或热水袋使用不当烫伤；⑨冻伤；⑩外伤（机械性）；⑪化学物质伤灼伤；⑫足部不正确处理。

总之，糖尿病足是一种慢性、进行性的多学科疾病，涉及大小微血管、神经、肌腱、骨骼等部位的病变。局部血运循环的损害，神经障碍，解剖结构的变形，免疫能力的损害，局部压迫甚至不适的鞋类等均可诱发，其发病过程涉及多学科的、多系统，是一个复杂的过程。

二、病因病机

古文献中无与"糖尿病足"相对应的病名，糖尿病足属中医学的"消渴""脱疽""血痹""阴疽"范畴，但是关于糖尿病足的症状表现在古典医籍中早有记载。

《灵枢·痈疽》篇曰："发于足指，名脱痈，其状赤黑，死不治；不赤黑，不死。治之不衰，急斩之，不则死矣。"又云："营气稽留于经脉之中，则血泣而不行，不行则卫气从之而不通，壅遏而不得行。"气血不行，肢端失于温养，而遂发本病，或因"寒气化为热，热胜则腐肉，肉腐则为脓，脓不泻则烂筋，筋烂则伤骨，骨伤则髓消……血枯空虚，则筋骨肌肉不相荣，经脉败漏，熏于五脏，脏伤故死矣。"

晋代《刘涓子鬼遗方》更有详细描述，名曰"脱疽"，首创"脱疽"之名。

隋代《诸病源候论·消渴候》曰："夫消渴者其病变，多发痈疽。"又提出："消渴者久不治则经络壅涩，留于肌肉，变发痈疽。"

唐代《备急千金要方》中记有："消渴之人，愈与未愈，常须思虑有大痈……所以戒之在大痈也，当预备痈药以防之。"同时还提及"观其脉证，知犯何逆，随证治之"，提出用药物预防疮痈。

元代《卫生宝鉴》中有"消渴病人足膝发恶疮，至死不救"的记载。

元代《丹溪心法》则详细记载了消渴脱疽的临床症状，提出"脱疽生于足趾之间，手指生者间或有之，盖手足十指乃脏腑支干，未发疽之先烦躁发热，颇类消渴，日久始发此患，初生如粟黄泡一点，皮色紫暗，犹如煮熟红枣，黑气蔓延，腐烂延开，五指相传，甚则攻于脚面，犹如汤泼火燃。"

明代《外科正宗》对脱疽有了更详细的记载，曰："夫脱疽者，外腐而内坏也。此因平昔厚味膏粱熏蒸脏腑，丹石补药消烁肾水……凡患此者，多生于手足……"《外科正宗》"脱疽治验"中举例："一妇人中年肥胖，生渴三载……乃成脱疽。"已经把"脱疽"与"消渴"明确地联系在一起。即"消渴"为因，"脱疽"为果。

清代对此病的危害有更深入的了解，《外科证治全生集》称之为脱骨疽，并提出用温药治之。《疡科心得集》云："此由膏粱厚味，醇酒炙煿，积毒所致……有先渴而后患者，有先患而后渴者，皆肾水亏涸，不能制火也。此证形势虽小，其恶甚大。"

历代医家对本病的病因病机、临床症状和预防治疗已有了一定的认识，但是均散载于历代的文献中，缺乏系统全面的论述。其病因病机多总结为：由寒邪、湿热、瘀血、气血亏虚、阴阳的盛衰偏差等而导致的本虚标实证，是一种伤及皮肤、经络、血管、肌筋、骨骼等而产生的复杂的症候群。

当代诸多中医同仁也不断对糖尿病足的病因病机进行深入研究，各家看法各有不同，各有千秋。

奚九一通过长期的临床观察及大量的临床研究证实，糖尿病足坏疽与足部肌腱坏死密切相关，并以此将其命名为"筋疽"。一般来说，糖尿病多为虚实夹杂，发展为筋疽时，多呈"阳证""热证"。病位在筋（肌腱、筋膜）。因肝主筋，故相关脏腑主要责之肝肾。其病因病机责之于糖尿病患者多嗜食肥甘厚味，导致脾胃运化失职，湿热内蕴，伤津耗气；或因情志不遂，气机郁滞，化火伤津；或因房劳过度，耗伤阴精，阴虚火旺，发为消渴。消渴日久，久消气阴两虚，气虚生湿，阴虚损筋；湿郁筋损，郁而化热，筋腐成疽。而根据患肢局部肿胀、潮红、湿性溃烂臭秽等表现及全身症状，符合中医"湿热下注"和"湿热浸淫"之论，所以奚九一认为此症主要责之于"湿"与"热"，辨证多为湿热、湿毒之证。

陈淑长认为糖尿病足不仅仅是坏疽，而是包括了从早期的未溃期，即血管神经病变的早期。因此从早期就应该开始辨证防治，认为中医辨证应从以下四方面展开：①阴血两虚、皮肤失养证：局部肢体凉感，皮肤色暗或有斑片、干燥、瘙痒、脱屑、或有浮肿，汗毛稀疏、脱落，肢体乏力、易疲劳，舌淡或有沟裂，苔白，脉细。为病变早期；②气虚血瘀、肌肤脉络痹阻证：症见肢体麻木，感觉迟钝或丧失，刺痛或灼痛，足踝棉絮感，间歇性跛行，静息痛，夜间尤重，皮色紫暗有瘀斑，汗毛脱落，爪甲不荣，舌淡紫或有瘀斑，脉紧或细涩。本证为病变进一步发展期，因气血郁滞，脉络不通，瘀血阻络所致。③阴虚血瘀、肌肤毒聚阴疡证：皮肤溃疡，干枯无脓或少脓，颜色紫暗，皮肤干燥脱屑，无明显疼痛，不肿，肢端动脉搏动减弱或消失，足趾或足可见畸形，舌质紫暗，脉细。本证为皮肤浅表溃疡期，因阴血不足，瘀血阻滞所致。④湿热瘀阻、肌肤筋骨毒腐证：肢端坏疽，溃破流脓，深入肌肉筋骨，痛如燔灼鸡啄，脓腐恶臭，肢体肿胀，舌红，苔黄腻，脉滑数。本证因湿热下注，蕴阻肌腠，或毒腐筋骨所致。

唐汉钧强调脾虚失运、湿热内生是糖尿病足的重要病机之一。脾的运化功能失司，水湿不化，湿浊内蕴，久而酿生热浊，阻于肌腠，发为溃疡。湿为阴邪，黏滞重浊，其性趋下，溃疡多发于下肢，缠绵难愈。综合各家之见，气阴两虚、痰浊湿热、瘀血痹阻脉络乃是其病机关键。

邓铁涛认为糖尿病足是在心、脾、肾功能虚衰的基础上，因不同外来伤害致气滞、血瘀、痰阻、热毒积聚而形成，基本病机为气阴两虚、瘀毒阻塞、肢端失养所致。

阙华发等认为年高脏腑功能失调，正气不足，肝肾之气渐衰，素体消渴，水亏火炽，火毒炽盛，热灼营血，瘀血阻滞；又因消渴之人，多喜食膏粱厚味，而致湿浊内生，湿热滞下，湿热互结，复因感受外邪及外伤等诱因，以致气血运行失畅，络脉瘀阻，四肢失养；瘀久化火蕴毒，热毒灼烁脉肉、筋骨而发为坏疽、溃疡。

侯江婷等将临床所见糖尿病足大体上分为三类。Ⅰ类：因气阴两虚，经络失养，毒邪外侵经络受损，使皮肤→肌肉→筋骨逐渐坏疽；Ⅱ类：因气阴两虚，精髓亏损，血脉失养，寒痰瘀阻，使脉→皮→肌→筋→骨逐渐坏疽；Ⅲ类：为Ⅰ、Ⅱ类混合，因血脉瘀阻，经络失养，毒邪外侵，使脉→皮→肌→筋→骨逐渐受损而坏疽。各类均分三期：肤色变紫暗或有受损但尚能维持正常工作和生活为Ⅰ期；损及肌、筋，失去正常生活、工作能力为Ⅱ期；损及筋脉骨致残为Ⅲ期。

高忠梁认为该病是因消渴日久，阴损气耗而致气阴两伤，阴阳俱虚，而致脏腑功能失调，进而使气血运行受阻，导致气机阻滞，湿浊内停，痰浊瘀血痹阻脉络，其中病久肝肾阴虚、痰浊瘀血痹阻四肢脉络是主要病机。

尹德海认为糖尿病之脱疽为本虚标实、虚实夹杂之证。本虚盖因久病消渴，耗伤气阴，甚而阴损及阳，阳气不能输布温煦四末。阳气虚，血行不畅，瘀血内生。或阴虚燥热，热灼津血，血黏成瘀。瘀血阻络，肌肤失养，复因外伤毒邪侵入，败坏经络，腐烂肌肤筋骨，导致肢端红肿溃烂，甚则变黑坏死。

安峻青认为脱疽乃肝之阴血亏虚，阴虚生内热，肝失疏泄，致使气血瘀滞，瘀血阻络，气血久郁而化热，热瘀相合，而致血腐肉烂，发为脱疽。

三、结语

（一）糖尿病足病因

总之，糖尿病足病因有风邪、湿邪、热（火）邪、寒邪、瘀血、痰邪、外伤等几方面：

1. 风邪　风邪一年四季均有，消渴病人多病程较长，初病以燥热为主，病久则易耗气伤阴，致使气阴两虚，卫外不固，易致风邪乘虚而入，而风邪阻络，络脉失养，则见四肢末梢麻木不仁，有手套、袜套感，出现肢端感觉不敏感；"风为百病之长""风性开泄"，风邪入侵后，易导致其他外邪的侵入，如湿邪、热邪等；"风性善行数变"，风邪致病的症状也变化多端，表现不一，因人而异，或有瘙痒，或蚁行感，或有游走性刺痛等不同；风能化燥，风邪致病，足部多皮肤干燥、脱屑、皮肤皲裂，或有瘙痒不适。

2. 湿邪　湿邪有内外之分，外湿由外而入，内湿由内而生。消渴患者多病程日久，气阴不足，卫外不固，湿浊之邪由外而入；或风性开泄后，湿邪随之而入。消渴日久，脾肾俱虚，脾气虚弱，水湿运化失常，湿邪内停，湿性趋下，浸淫下肢，伤及腠理，且湿郁化热，灼伤皮肤则见皮肤腠理的湿糜溃破；湿邪重浊，则见渗出黏浊、秽臭；湿性黏滞，则见迁延难愈，易于复发；且易于合并他邪，如合风邪则见斑丘疹，瘙痒难忍；合并热邪则见溃破重浊，甚至腐肉成疽。

3. 热（火）邪　热邪也有内外之分，消渴日久，正气耗伤，卫外不固，热邪毒邪由外而入；或脾气虚弱，运化无力，湿邪内生，湿郁化热；或气阴不足，阳气亢盛，化生火热；或七情不畅，气郁而化热，热与湿合，趋于下焦，而生诸症。"火性炎上"，可见高热、头痛、口苦、烦渴；"火易耗气伤津"，则口渴喜饮，小便短赤，大便干结等，"火易致肿疡"，热胜肉腐，肉腐为脓，而生坏疽、肿疡诸症。

4. 寒邪　消渴之人，病程久远，正气耗伤，卫外不固，寒邪入侵；或风邪入侵，脉络郁阻，肌肤不仁，寒热不知，易致寒邪；或久病及肾，阴阳两虚，阳气不足，温煦无力，寒由内生。"寒为阴邪，易伤阳气"，寒邪为病，多见畏寒肢冷、小便清长、肢体触之冰凉、干燥；"寒邪凝滞"，寒阻经脉，不通则痛，故见疼痛、遇冷加重，得温则舒；"寒性收引"，气机收敛，经脉、腠理、筋脉挛急，则见四肢疼痛、间歇性跛行、皮肤苍白、肢端爪甲挛急不适。

5. 瘀血　瘀血是诸邪导致的一个病理产物，也是一种独立的病因。外邪入侵，如湿邪、寒热、风邪、热邪，阻滞经络，血行受阻，产生瘀血；或气虚行血无力，或气机阻滞，血行不畅，产生瘀血；或因痰湿之邪，妨碍血运，形成瘀血；同时瘀血的形成，影响血运，可形成新的瘀血。瘀血阻塞经脉，不通则痛，可见肢端的疼痛不移、夜间加重；瘀血阻于肢体末端，可见脱疽；血瘀阻滞经络，致经脉失养，则见肢端皮肤甲错、爪甲失养、生长缓慢、增厚变粗；肢端血运不佳，血行缓慢，则见皮肤发绀、暗红、伴有瘀斑、瘀点、舌暗红、边有瘀斑、舌下脉络曲张紫黯。

6. 痰邪　痰邪和瘀血一样，是诸邪导致水液代谢障碍的一个病理产物，也是一种独立的病因。外感之邪或饮食、七情内伤导致肺、脾、肾等脏腑的气化功能失调，使水液代谢障碍，导致水湿内停，湿聚成痰，痰湿不分。痰随气机而行，到达皮里膜外、筋骨皮肉，致病广泛，变化多端，有"百病多由痰作祟"之说。痰湿为有形之邪，阻于经脉，可致肢体麻木不仁；痰阻气机，气滞血瘀，痰瘀互结，阻于经脉，致使经脉筋骨失养，则见脱疽、肢端爪甲不荣、皮肤菲薄、毛发稀少；痰湿困阻清阳，可见眩晕、四肢困乏等。

7. 外伤　外伤包括金刃伤、跌打损伤、持重努伤、压持过度、穿鞋不适、烧烫伤、冻伤、鸡眼、胼胝等，导致腠理破损，卫外不固，外感之邪，乘虚而入。

（二）糖尿病足病机

糖尿病足病机主要包括气阴两虚，脉络闭阻；气血亏虚，瘀血阻络；湿热瘀毒，化腐成疽；脏腑失调，阴阳俱虚等几个方面。

1. 气阴两虚，脉络闭阻　消渴病初，多因燥热，燥热内盛，多耗伤气阴；且消渴之人，多年老体弱，气阴不足；或湿热、湿毒内盛，耗气伤阴，而致气阴两虚。气阴不足，卫外不固，易致外邪入侵；气阴不足，肢端经脉失养，而成脱疽；气阴亏虚，肢端失养，疮面失养，无力生肌长皮，创面愈合缓慢或经久不愈；若有湿热之邪未尽，则见肢端红肿、渗出；阴虚明显，阳热亢盛，经脉失濡，阴虚生风，则见身痒或有蚁走感、肢体麻木、有烧灼样疼痛、电击或刀刺样疼痛、麻木、感觉过敏等。

2. 气血亏虚，瘀血阻络　素禀气血不足，气血亏虚；或湿热内盛，病程久长，腐肉成脓，耗伤气血；或脾肾阳虚，气血生化乏源。气血亏虚，溃面失养，无力生肌长皮，创面愈合缓慢或经久不愈；气血不足，正气内伤，无力托邪外出，则见疮面脓液清稀，或创面干燥，无明显的渗出；机体失养，则见患者少气乏力、面色㿠白、精神不振、胃纳减退、心悸气短、畏寒自汗；气虚明显，无力行血，则见肢端创面疼痛缠绵、昼轻夜重、脉细涩。

3. 湿热瘀毒，化腐成疽　临床急性发病可见患足趾跖局部高度肿胀，呈实性巨跖、巨趾症，潮红灼热；湿性溃烂，创口可呈穿通性，内有腐败变性肿胀肌腱，呈帚状松散，腐烂液化后形似败絮，分泌物秽臭；伴发热、口苦、便秘等；舌质偏红，舌苔多黄腻，脉滑数。无明显的间歇性跛行，无患足发绀及皮温降低等缺血征象。病情发展急骤，可迅速蔓延全足及小腿。

4. 脏腑失调，阴阳俱虚　患者素禀肝肾不足，精血亏虚；或病程日久，燥热伤阴，阴损及阳；或久病及肾，肾气亏虚；或年老体衰，肝肾亏虚。肝肾精血不足，清窍失养，则见齿枯发脱、耳目不聪；筋骨失养，则见腰膝酸软、骨萎无力、行走不便、爪甲失荣、足趾或足体畸形等；骨失所养，则见骨质干枯、变细、溃破经久不愈；肾虚有偏阳虚、阴虚的不同，但多表现为阴阳互损，以肝肾精血亏虚为主证。

糖尿病足的病因病机错综复杂，不局限于单一的病因，往往属多种病因共同作用和多种病机过程共同导致的最终结果，多表现为本实标虚的复杂症候群，故导致了对其病因病机的认识出现了"百家争鸣"的局面，但是如果能坚持辨证论治，"观其脉证，知犯何逆，随证治之"，必能效如桴鼓。

第二节 辨证治疗

一、古今糖尿病下肢病变证候分类汇总

糖尿病下肢病变属于"脱疽"范畴，经过长时间的历史演变，其内涵不断扩展，现选取古代具有代表性的专著、历年中医外科教材、近现代名家对于"脱疽"证候的分类进行简要汇总。

战国《灵枢·痈疽》："筋髓枯，内连五脏，血气竭"；隋代《诸病源候论》："体虚热而荣卫痞涩"；明代《外科枢要》："元气虚而湿毒壅盛""修手足、口咬"；明代《外科启玄》："脾经积毒下注"；清代《医宗金鉴》："寒湿下注，血涩气阻"；清代《杂病源流犀烛》："三阳经湿热下注""肾虚风湿""气血壅滞，湿毒在肤腠""风毒""热气所壅""湿热乘虚下注""三阴亏损""肾气败而虚火盛"；清代《疡科心得集》："皆肾水亏涸，不能制火""少阴肾经虚损，湿热下注"；清代《洞天奥旨》："火毒"；清代《外科大成》："元气虚而湿毒重盛也""剪甲伤肌，或甲长侵肉，致使气血沮遏而不通"；清代《外科选要》："肺经受热"；清代《外科医镜》："三阴亏损，寒湿或湿热乘虚注聚间""湿热夹瘀"。

（一）脱疽（中医外科学·第二版教材. 上海：上海科学技术
　　　出版社，1964）

内治

（1）因寒湿引起者

①初期

治则：和营活血，温通经络。

方药：桂枝加当归汤。

②后期

治则：温经散寒，祛风化湿。

方药：独活寄生汤。

外治：未溃采用红灵丹油膏，已溃采用生肌玉红膏去腐生肌。

（2）因火毒发生者

①初期烦热口渴者

治则：滋阴降火，和营解毒。

内服方：解毒济生汤、顾步汤加玄参、生地黄。

②局部肿胀疼痛，腐烂紫黑，出水无脓者

治则：补益气血，托毒消肿。

方药：托里消毒散加生地黄、牛膝。

③久溃不敛，气血两虚者

治则：调补气血。

内服方：人参养荣汤。

④疮口敛后，腿足感觉滞钝，肌肤欠温和者

治则：益肾壮骨。

方药：虎潜丸。

外治方：初期未溃采用大麦米煮饭，拌芙蓉叶、茶叶、菊花各五钱同捣，以敷贴之。

附：奚氏糖尿病足证候分类（1984 年）

1. 皮肤变性皮损型——湿犯皮损　有水疱症、湿糜或浅溃疡症、皲裂或鳞痂症、跖疣性溃疡症、趾丫甲癣症。

治则：清热利湿。

内服：①陈兰花颗粒；②茵陈、山栀、黄芩、黄连等。

外用：①海桐皮、威灵仙、皂角刺煎洗；②甲硝唑（液、粉）、新洁尔灭酊。③复方咪康唑软膏、宝龙康软膏。

2. 奚氏肌腱筋膜变性坏死型（筋疽）——湿郁筋损

急性发作期

治则：急则治标，采用中西医结合的"清法"；缓则治本，使用"养法"巩固疗效。

内服：①陈兰花颗粒、除消通脉颗粒；②茵陈、苦参、山栀、黄芩、黄连、大黄等。

外用：①一枝黄花、半边莲、黄精煎洗；②0.5%甲硝唑湿敷。

急性期的治则，要控制发展，"湿去自缓"，但持"活血化瘀法"难以控制。

3. 血管闭塞缺血性坏死型（脱疽）——痰湿瘀阻 有微血管、大中血管闭塞两种类型。

（1）趾端浅瘀症——皮肤毛细血管痉挛、郁血性迂滞。

治则：益气温阳。

内服：①阳和通脉片；②黄芪、桂枝、细辛、鹿角片、熟地黄、益母草等。

外用：703粉合清膏粉调涂患趾。

（2）肢体血管闭塞性坏死症——大、中血管硬化、狭窄、闭塞

治则：清脉软坚化痰。

内服：①软坚清脉饮；②制首乌、海藻、豨莶草、牡蛎、蒲黄等。

患足前半跖坏死，治疗后分界较快者，可做前半跖切除缝合；如高年伴有心、脑、肾疾患，静息痛难以忍受者，可考虑及早做膝下截肢术。

4. 末梢神经变性麻痹型——下消风痹（肝肾亏虚证）

（1）寒痹症——寒痹

治则：温益肝肾。

处方：①首乌保元颗粒、追风灵片；②黄芪、首乌、熟地黄、山萸肉、鹿角片、五味子等。

（2）灼热性肢痛症——热痹

治则：养阴清络。

处方：①清络通络片；②牛角片、生地黄、玄参、地榆、五味子、生石膏等。

5. 趾跖骨变性萎缩型——下消骨痹（肾虚证）

（1）趾骨萎缩症

治则：补肾养髓。

处方：①金匮肾气丸、附桂八味丸等；②刺五加片。

（2）趾骨骨髓炎症

治则：清法治疗，分界后切除愈合。

处方：陈兰花颗粒、除消通脉颗粒、透骨消肿颗粒。

（二）脱疽（中医外科证治学·哈尔滨：黑龙江科学技术出版社，1991）

1. 内治

①寒湿型

治则：温经散寒祛湿，和营活血。

方药：独活寄生汤加减。肝肾亏虚明显者，加鹿角粉或仙灵脾、菟丝子；痛甚者加乌梢蛇粉吞服，以及延胡索、乳香、没药等。

②血瘀型

治则：活血化瘀，理气通络。

方药：桃红四物汤加减。热甚者，加黄柏、蒲公英；寒盛者，加制川乌、川桂枝；湿盛者，加汉防己、野赤豆；气血两虚加党参、生黄芪、白术；肝肾亏虚明显者加仙灵脾、菟丝子。

③热盛伤阴型

治则：和营活血，养阴清热解毒。

方药：解毒济生汤或四妙勇安汤加减。疼痛剧烈不止者，加延胡索、乳香、没药，或地龙粉吞服，或西黄醒消丸吞服，上药可交替使用；失眠者，加夜交藤、柏子仁、丹参；便秘者，加生大黄；腐肉死骨难脱者，加生黄芪、汉防己。

④气血两虚型

治则：益气养血活血。

方药：人参养荣汤加减。

2. 外治

（1）初、中期可用冲和膏或回阳玉龙膏外敷；亦可用当归 15g、独活 30g、桑枝 30g、威灵仙 15g 水煎待温熏洗，每日 1 次，一剂可用 3 天；亦可用附子、干姜、吴茱萸各等分，研粉蜜调敷于患肢足底涌泉穴（对附子过敏而发生皮疹时当停用）；亦可用红灵酒少许揉擦患肢足背、小腿，每日 2 次，每次 20 分钟，此法亦适用于后期。

（2）后期溃烂时，可用红油膏纱布掺九一丹少许，忌用强烈的提脓祛腐药（如伴有铜绿假单胞菌感染，可掺用少量的七三丹使用一个阶段），当脓腐、死骨脱落，创面洁净时，可改用白玉膏掺生肌散外敷。

（三）脱疽（中医外科学．北京：中国中医药出版社，1995）

1. 内治

①脉络寒凝证

治则：温经散寒，活血通络。

方药：阳和汤加减。

②脉络血瘀证

治则：活血化瘀，行气通络。

方药：桃红四物汤加减。

③脉络瘀热证

治则：清热利湿，祛瘀通络。

方药：四妙勇安汤加味。

④脉络热毒证

治则：清热解毒。

方药：黄连解毒汤。

⑤气血两虚证

治则：补养气血。

方药：十全大补汤。

2. 外治

①熏洗疗法：一、二期或恢复期，活血祛瘀，温经通络。可用麻黄、

桂枝、细辛、威灵仙、伸筋草、鸡血藤水煎熏洗。三期，用三黄汤浸泡清洗。

②换药：蚕食法、提脓拔毒法、生肌长皮法、植皮法。

（四）脱疽（中医外科学．北京：中国中医药出版社，2007）

1. 内治

①寒湿阻络证

治则：温阳散寒，活血通络。

方药：阳和汤加减。

②血脉瘀阻证

治则：活血化瘀，通络止痛。

方药：桃红四物汤加炮山甲、地龙、乳香、没药等。

③湿热毒盛证

治则：清热利湿，活血解毒。

方药：四妙勇安汤加连翘、黄柏、丹参、川芎、赤芍、牛膝等。

④热毒伤阴证

治则：清热解毒，养阴活血。

方药：顾步汤加减。

⑤气阴两虚证

治则：益气养阴，活血通络。

方药：黄芪鳖甲汤加减。

2. 外治

①未溃者，可选用冲和膏、红灵丹油膏外敷。或用当归 15g、独活 30g、桑枝 30g、威灵仙 30g，煎汤熏洗，每日 1 次。或附子、干姜、吴茱萸各等分研末，蜜调，敷于患足涌泉穴，每日换药 1 次，如发生皮肤过敏即停用。亦可用红灵酒少许揉搓患肢足背、小腿，每日 2 次，每次 20 分钟。如局部红肿，可选用金黄膏等外敷。

②溃破期溃疡面积较小者，可用上述中药熏洗后，外敷生肌玉红膏。

③蚕食疗法溃疡面积较大，坏死组织难以脱落者，可先用冰片锌氧油

（冰片2g，氧化锌油98g）软化疮面硬结痂皮，待局部脓肿渐消，坏疽软化，分期分批按疏松的程度，依次清除坏死痂皮，然后依次清除坏死的皮下组织、肌腱及腐骨，待局部炎症大部消退后再行彻底的清创术。

附：2014中华中医药学会周围血管病中医证候标准化专家研讨会

1. 气阴（血）两虚，皮肤失养证

以肢体乏力、发凉、易疲劳为主症，足底异样感觉，可见皮肤色暗、瘙痒、干燥、脱屑，或有汗毛稀疏、脱落，舌淡，苔白，脉细。

治则：益阴养血，通脉润肤。

内治：选用增液汤合当归饮子加减。

2. 气虚血瘀，脉络阻滞证

主症为肢体麻木、疼痛，可见间歇性跛行，或静息痛，夜间尤重。皮色紫暗或有瘀斑，感觉迟钝或丧失，刺痛或灼痛，趾端棉絮感，汗毛脱落，爪甲不荣，舌淡紫有瘀斑，脉弦细涩。

治则：益气化瘀，活血通脉。

内治：选用当归补血汤合桃红四物汤加减。

3. 阴虚血瘀，脉阻阴疡证

以下肢或足部溃疡、干性坏死为主症。肢体营养状况下降，或见肌肉萎缩，或见足或足趾畸形，肢端动脉搏动减弱或消失。舌质紫暗，脉细或细涩。

治则：养阴解毒，活血通脉。

内治：选用生脉散合顾步汤加减。

4. 湿热瘀滞，脉闭筋骨毒腐证

以湿性坏疽，脓液稠厚为主症，坏疽周边或红或肿，疼痛为重，舌红，苔黄腻，脉滑数。热毒炽盛者，可有高热、憎寒、甚者神昏谵语，舌红绛，苔黄腻，脉洪数。

治则：清热解毒，活血通脉。

内治：选用四妙勇安汤合透脓散加减。

二、糖尿病足的辨证论治

中医学对糖尿病足的病因病机认识是多样的、全面的，因此导致了各医家对糖尿病足证型认识的不同，对于辨证论治的方法也不统一。如奚九一采用分期辨治的方法，将本病分为急性发作期、好转缓解期、恢复期；尚德俊采用分型论治：阴寒型、血瘀型、湿热下注型、热毒炽盛型、脾肾阳虚型；还有杨博华等采用单方论治，以益气养阴、活血通络为基本治则，单方加减治疗糖尿病足。当前对糖尿病足的证型无统一的标准，对证型的认识也是各有所长，但是总的来看，还是有一定的规律可循的，在糖尿病足的急性期（坏疽感染严重时）多辨证为湿热、湿毒壅盛，治疗以清热利湿解毒为主；缓解期或慢性期（无感染或感染不明显、发病前期）多属虚证或血瘀证，治疗以益气温阳、滋阴养血、活血通络为主。

根据糖尿病足的病程、各家的辨证论治经验，结合我们的临床实践，将糖尿病足辨证分为：风邪入络、阴虚络热、阳虚寒凝、瘀血阻络、肾虚髓亏、湿热（毒）壅盛、气血不足、气阴两虚、湿热下注九种证型，基本囊括了糖尿病足的全部病程。

1. 风邪入络证

证见：患者四肢末梢麻木不仁，戴手套、袜套感，肢端感觉不敏感，皮肤干燥脱屑明显，或伴有瘙痒，或蚁行感，或有游走性刺痛，爪甲不荣，手足怕冷，跌阳脉搏动正常；舌淡红或淡，脉缓或弦。

治则：益气养血，祛风通络。

方药：小续命汤或麻黄附子细辛汤加减。

药物：麻黄、附子、细辛、干姜、桂枝、黄芪、当归、通草、甘草。

此型多见于糖尿病足的前期，伴有周围末梢神经的病变。此型多由于阳气或气阴不足，卫外不固，风邪乘虚而入，阻于脉络，脉络失养所致，是本虚标实之证。

2. 阴虚络热证

证见：口渴喜饮，消谷善饥，身痒有蚁走感，肢体麻木，有烧灼样疼痛、电击或刀刺样疼痛、麻木、感觉过敏和深部肌肉疼痛等，以下肢多见，夜间加剧，遇热可加重，有戴手套、袜套感；倦怠乏力，自汗，五心烦热，便秘；舌体胖大，或舌红少苔，脉象细数或细涩。

治则：滋阴清热，活血通络。

方药：知柏地黄汤加减。

药物：知母、黄柏、熟地黄、山药、山萸肉、丹皮、当归、葛根、制首乌。可用清开灵注射液30mL或脉络宁注射液20mL加250mL生理盐水静脉滴注。

此型也见于糖尿病足的前期，伴有周围末梢神经的病变。此型多由于肾阴不足，阴虚火旺，灼伤脉络，或脉络失养所致，也是本虚标实之证。

3. 阳虚寒凝证

证见：患者畏寒肢冷、小便清长，患肢明显发凉、疼痛、遇冷加重，得温则舒；常伴间歇性跛行，皮肤苍白，肢端爪甲挛急，触之冰凉、干燥；舌质淡红，苔薄白或白腻，脉沉细或沉迟。

治则：温阳散寒，活血通络。

方药：阳和汤加减。

药物：炒党参、肉桂、鹿角霜、淡附片、当归、地龙、山药、熟地黄、炙麻黄。可用参附射液30mL加250mL生理盐水静脉滴注。

此型多见于糖尿病足缺血期，以下肢的血管狭窄闭塞性病变为主，此型多由于脾肾阳虚，四肢的经脉失去温煦，脉络失养；外加寒邪乘虚入侵，经脉痹阻，不通则痛。

4. 瘀血阻络证

证见：患肢发凉、怕冷、刺痛，痛处固定，疼痛明显，夜间明显，彻夜难眠，肢端皮肤暗红或兼有紫斑，活动后皮肤呈苍白色，按压后苍白，或皮肤甲错，或皮肤菲薄，或患足趾多呈干性坏疽，足部趺阳脉不可扪及；舌质紫暗或有瘀斑，舌下有青筋紫暗怒张，苔薄白，脉细涩。

治则：活血化瘀，行气通络。

方药：血府逐瘀汤加减。

药物：当归、红花、桃仁、川芎、丹参、生地黄、枳实、赤白芍、忍冬藤、桂枝、地龙、党参、白术。可用红花注射液 20mL 或丹参注射液 20mL 或血塞通注射液 500mg 加 250mL 生理盐水中静脉滴注。

此型也多见于糖尿病足缺血期，以下肢的血管狭窄、闭塞性病变为主，此型多由于气虚或气滞，无力行血或血行不畅，血瘀经络，经脉痹阻，不通则痛。

5. 肾虚髓亏证

证见：患者腰膝酸软，疲乏无力，齿枯发脱、耳目不聪，患者肌肉萎缩，大骨如脱，骨萎无力，行走不便，爪甲失荣，足趾或足体畸形，骨质变细；溃疡或窦道损及骨质，经久不愈；舌淡胖或干红瘦小，无苔或少苔，脉沉迟或脉细无力。

治则：滋补肝肾，益精填髓。

方药：左归丸合右归丸加减，或金匮肾气丸加减。

药物：熟地黄、龟甲、续断、补骨脂、骨碎补、怀山药、山萸肉、枸杞、狗脊、牛膝、当归、淡附片、肉桂、菟丝子。

此型多见于糖尿病足的慢性缓解期，以足部的骨质改变及慢性骨髓炎为主要表现；此型多由于肝肾不足，四肢的筋脉、骨质失养，筋萎骨枯，或伴有外邪入侵而致。

6. 湿热（毒）壅盛证

证见：患者可有高热、头痛、口干、纳差、溲赤便结；患肢疼痛剧烈或不痛，局部红肿热痛，足或足趾成巨型性肿胀，可伴有下肢的红肿，下肢及足部皮温高，溃破脓液量多而恶臭，发展迅速；舌质暗红或红绛，舌苔黄或灰黑，脉弦数或洪数。

治则：清热凉血，解毒利湿。

方药：四妙勇安汤合五味消毒饮加减。

药物：金银花、连翘、蒲公英、紫花地丁、玄参、生地黄、丹皮、白花蛇舌草、野菊花、垂盆草、茵陈、蚤休、苦参、水牛角片。可用清开灵注射液 30mL 加 250mL 生理盐水中静脉滴注。

此型也多见于糖尿病足湿性坏疽期，表现为足部的感染及剧烈的炎症反应，是保肢的关键期。此型多由于足部外伤溃破，湿热毒邪乘虚而入，或嗜食肥甘厚味，饮食不节，湿浊内生，下注于足，湿浊久郁，化热生毒；湿热毒邪败坏经络，腐烂肌肤筋骨，腐肉成脓，导致肢端红肿溃烂，甚至成脱疽之证。

7. 气血不足证

证见：患者多少气乏力、面色㿠白、精神不振、胃纳减退、心悸气短、畏寒自汗、肢体溃疡经久不愈，疮面脓液清稀，或创面干燥，无明显的渗出，肉芽淡红，生长缓慢，上皮生长缓慢；舌淡红苔白润，脉沉细或细涩。

治则：益气养血，托里生肌。

方药：人参养荣汤加减或八珍汤加减。

药物：黄芪、党参、山药、白术、当归、川芎、生地黄、赤白芍、皂角刺、肉桂、牛膝。可用黄芪注射液30mL或生脉注射液加250mL生理盐水静脉滴注。

此型多见于糖尿病足坏疽清创后的溃疡愈合期或恢复期，以足部的慢性溃疡为主要表现。此型多由于病程久长，腐肉成脓，耗伤气血或素禀气血不足，气血亏虚，溃面经脉失养，无力生肌长皮，创面愈合缓慢或经久不愈。

8. 气阴两虚证

证见：患者多神疲乏力，口干不欲饮，或低热，患足趾多呈干性坏疽，少量脓液或无，分界局部有红肿疼痛或无；足部创面经久不愈，创面干燥，无明显的渗出，肉芽不鲜，生长缓慢；舌质红或瘦小，干燥少津，少苔或苔黄，脉弦细数。

治则：益气养阴，活血生肌。

方药：麦味地黄汤加减。

药物：生黄芪、人参、石斛、玄参、生地黄、丹皮、白芍、山萸肉、牛膝、白芍、五味子。可用黄芪注射液30mL或生脉注射液20~60mL，加250mL生理盐水静脉滴注。

此型多见于糖尿病足干性坏疽或经清创后溃疡愈合期，以足部的干性坏疽或慢性溃疡为主要表现。此型多由于燥热伤阴，病程久长，耗伤及气，气阴不足，肢端经脉失养，而成干性坏疽，或热毒壅盛，耗伤气阴，气阴亏虚，溃面失养，无力生肌长皮，创面愈合缓慢或经久不愈。

9. 湿热下注证

证见：患者腹满、纳差，患者足部皮肤溃烂，双足趾湿糜溃破，渗出较多，伴有秽臭，触痛明显或不痛，足癣明显；或足部皮肤出现水疱，大小不等，溃破后疮面湿糜；或足部皮肤广泛的斑丘疹、溃破、瘙痒明显；舌红或胖大、有齿痕，舌苔黄腻或白腻，脉滑数或弦滑。

治则：清热利湿，健脾化浊。

方药：四妙散加减。

药物：茵陈、苦参、蚤休、黄柏、土茯苓、苍术、生薏苡仁、地骨皮、胡黄连、泽泻、垂盆草。可用清开灵注射液 30mL 加 250mL 生理盐水静脉滴注。

此型多见于糖尿病足的皮肤病变及足癣伴有感染，表现为足部的水疱或足趾的湿糜溃破，伴有浅表组织的感染，此病变多属糖尿病足坏疽的诱发因素，处理不当极容易恶化。此型多为消渴日久则脾肾俱虚，脾气虚弱，水湿运化失常，湿邪浸淫，湿性趋下；脾肾虚弱则无力抗邪，外感湿热之邪乘虚入侵，蕴结日久，腐蚀足趾皮肉及趾甲，伤及腠理，湿性黏浊，表现为皮肤腠理的湿糜溃破；湿性黏滞，故往往反复发作。

第三节　治疗方案

一、糖尿病足治疗方案

糖尿病足发生的主要原因是肢端缺血、神经病变、感染、代谢紊乱以及多种诱因，是糖尿病患者在长期高血糖状态下而发生在肢体的一种并发症。临床治疗应以降糖治疗为基础，以控制局部感染为前提，改善下肢血循环和及时正确处理创面是本病向愈的关键。

持续高血糖使病人机体防御功能减弱，对入侵微生物的反应在各阶段被抑制而形成感染，而局部感染又是导致血糖居高不下的诱因。临床多采用强化胰岛素治疗为主，并辨证施治，以养阴清热、活血化瘀为基本治法，口服中药汤剂，辅助控制血糖。

感染是持续高血糖的必然结果，一旦发生，既可使原有的糖尿病更加严重，引起酮症酸中毒等并发症，又可改变血液流变状态和血管的正常功能而形成微血管的栓塞，加重组织的缺血坏死。因此，在感染严重时，合理使用抗生素是十分必要的。根据临床观察，创面致病菌多为大肠杆菌、葡萄球菌、铜绿假单胞菌、金黄色葡萄球菌和厌氧菌等，所选用的抗生素以头孢类广谱抗生素为主，感染严重时可选择两种以上的药物联用，按足量足疗程给药，并根据细菌培养和药敏试验结果及时调整药物。特别需要注意的是，由于糖尿病人的微血管病变使组织缺氧严重，这对厌氧菌的生长是十分有利的，加之糖尿病感染多是深部组织、肌腱等病变而形成的潜腔，更有利于厌氧菌的繁殖，所以，对足部红肿明显而溃口较小或脓液味腥臭难闻者，应用抗厌氧菌药物十分必要，否则，炎症可沿病变肌腱筋膜快速向肢体近端蔓延，合并坏死性筋膜炎或坏死性蜂窝织炎而发生危象，这是糖尿病足患者致残致死的主要原因。

血管病变是糖尿病坏疽发生的病理基础。血管病变主要是指大、中、小动脉发生的粥样硬化，并在此基础上发生的血栓形成和微血管基底膜增厚，而引起的"血栓性微血管病"，加之糖尿病患者体内血液流变状态的病理改变，和由于微血管病变而诱发的周围神经病变，是造成糖尿病足发生的直接原因。故此，扩张血管，恢复血管弹性，降低血液凝固状态，改善肢体血液循环和微循环，减轻肢体缺血情况是本病治疗的一个关键。口服、静脉点滴、动脉注射按需配合应用，对促进侧支循环建立、改善血液流变状态、疏通微循环有积极意义，平时应用活血化瘀药对预防和延缓糖尿病血管病变的发生也是有一定疗效的。

中医学有着丰富的临床实践或良好的临床疗效，在糖尿病足治疗的临床实践过程中，产生了诸多的完整治疗方案，现加以整理，以供同仁参考。

（一）奚氏"清法"方案

奚九一经过长期临床观察及研究发现，认为高血糖导致足部肌腱变性坏死是糖尿病足的主要致病因素之一。并提出"糖尿病足筋疽"这一病名，指出糖尿病足筋疽属本虚标实之证，既有糖尿病气阴两虚之本，又有患足红肿灼热，湿热实证之标。急则治标，宜"清法"为主，"清法"包括了清热解毒化湿的内治法和清创祛腐的局部外治法。及时地施行手术清创是有效治疗糖尿病足筋疽的关键。奚氏主张，糖尿病足筋疽应尽早清创，一般沿肌腱走向取纵向切口，清除变性坏死的肌腱筋膜组织，切开潜行的空腔或窦道保持引流通畅为要。清创不仅能起到祛腐生新的作用，同时有利于血糖和感染的有效控制。缓解期使用"养法"，可有效治疗糖尿病足筋疽。

治疗方法

（1）全身治疗

①急性期：治疗以清热解毒化湿法为主，方选陈兰花颗粒、三黄消炎颗粒等。

②缓解期：治疗以益气补阴，除消养筋法为主。方选除消通脉冲剂等，同时配合胰岛素、抗生素以及根据患者全身状况及时纠正水、电解质紊乱、酸碱失衡以及严重的低蛋白血症或贫血等。

（2）局部处理：在患足肿胀、波动、溃破口处，顺肌腱走向予纵向切口，充分暴露疮面，切除腐坏组织，包括坏死的肌肉、筋膜、骨质等。对于肿胀的肌腱，不必强求一次性清除。如果肌腱组织已变性坏死，呈败絮样，则必须予以一次性清除，并切开部分腱鞘，保持引流通畅，发现潜行的空腔窦道应一并予以切开引流。

外用捞底膏、祛腐膏等祛腐生肌，每日换药 1～2 次，冲洗空腔窦道，并蚕食清创，清除残留的腐坏组织。疮面出现肉芽、上皮生长者，选用玉红膏、生肌散等。疮面较大者，可选择点状植皮术，有利于疮面尽早愈合。

奚九一指出，糖尿病足筋疽的治疗不单纯是一个足部溃疡的处理方法，而是局部和全身综合治疗的方案，对于重度糖尿病足筋疽的治疗，更应重视对全身状况进行合理有效的综合治疗。具体的方案见奚九一临床经验部分。

（二）陈淑长治疗方案

陈淑长认为糖尿病足是糖尿病下肢病变的一部分。关于治疗，中医讲究整体观念、辨证论治，在糖尿病下肢病变的各个阶段，有不同的治疗方法。医生要对患者的病情做出正确的分析和诊断，根据病情的不同，实施不同的治疗方法。

1. 内治

（1）阴血两虚、皮肤失养证

治则：益阴养血，通络润肤。

方药：四物汤合六味地黄丸加减。

药用：玄参、当归、生地黄、赤芍、山药、山萸肉、茯苓、泽泻、川芎、路路通、白蒺藜、荆芥、防风。

（2）气虚血瘀、肌肤脉络痹阻证

治则：益气活血，通脉止痛。

方药：桃红四物汤合四君子汤加减。

药用：黄芪、党参、当归、桃仁、红花、茯苓、白术、甘草、川芎、丹参、赤芍、川牛膝、地龙。

（3）阴虚血瘀、肌肤毒聚阴疡证

治则：养阴解毒，活血通脉。

方药：四妙勇安汤合四物汤加减。

药用：玄参、忍冬藤、生黄芪、当归、丹参、川芎、赤芍、川牛膝、地龙、炮山甲、荆芥、防风、生甘草。

（4）湿热瘀阻、肌肤筋骨毒腐证

治则：清利毒热，化瘀通脉。

方药：通脉宁合顾步汤加减。

药用：忍冬藤、连翘、生黄芪、川牛膝、地龙、丹参、当归、赤芍、茯苓、赤小豆、延胡索、紫花地丁。

2. 外治　外治，在未溃之时，参见动脉硬化闭塞症相关内容。已溃之后，处理原则为彻底清除坏死组织、疮口部充分引流。清创时应用蚕食法，每日逐步清除坏死失活组织，然后用中药洗液或抗生素药液冲洗后湿敷疮面；亦可用红升丹祛除腐肉，然后外敷全蝎膏、生肌玉红膏以祛腐生肌；创面无炎症和脓腐后改用生肌白玉膏促进伤口愈合。

（三）三期多元疗法

三期多元疗法及将该病分为三个发展时期、三个治疗阶段及八项治疗措施。三期为急性进展期、缓解稳定期、恢复生长期。三个治疗阶段为综合治疗阶段、祛腐阶段、生肌阶段。八项治疗措施：糖尿病教育、控制血糖、治疗感染、改善循环、营养神经、饮食运动指导、患足减压制动、创面的局部处理等。

1. 急性进展期　患者多表现为全身状况差，或合并较严重的并发症、发热、血白细胞升高，中毒性休克，血糖多在 15mmol/L 以上，或合并酮症酸中毒等，局部表现为肿胀、疼痛、坏疽。积极治疗原发病，严格控制血糖、血压，采用短效胰岛素或胰岛素泵控制血糖，对有感染的伤口，在细菌培养及药敏结果回报前，采用抗生素降阶梯治疗，即先选用广谱强效抗生素，待结果回报后针对性选用。

此期治法以消为法，证属热毒湿瘀，气阴不足，治宜清热凉血，解毒化湿，益气养阴。以糖尿病足 1 号方加味：黄芩、黄柏、黄连、连翘、苍术、萆薢、赤芍、牡丹皮、金银花、桃仁、红花、当归、牛膝、黄芪、玄参、生地黄等。根据伤口情况，或外敷消肿膏，或切开引流，采用洞式引流，可减少创伤，加快伤口愈合速度。

2. 缓解稳定期　通过治疗，全身症状缓解，局部伤口肿胀渐消，脓液减少，伤口有较多坏死物质覆盖。

此期治法以托为法，扩张血管、改善循环、营养神经，化腐生肌，证属湿瘀渐退，气阴两伤，治宜托里祛湿，益气养阴，通络养筋。以糖尿病足 2 号方加味：党参、皂角刺、鸡血藤、太子参、黄芪、木瓜、半边莲、泽兰、当归、茵陈蒿、苦参等，配合静脉输注血塞通、降纤酶等，口服维生素制剂。血糖在此阶段趋于下降，可减少胰岛素用量及注射次数，将血糖控制在 7mmol/L 左右。外治法关键在于适时适度清创换药，外用祛腐散及玉红膏。

3. 恢复生长期　患者全身症状明显减轻，血糖控制良好，伤口腐肉已尽，肉芽新鲜，生长较快，治法以补为主，证属瘀血阻络，气阴两虚，治宜活血通络，益气养阴，托疮生肌。以糖足 3 号方加味：黄芪、黄精、牛膝、生地黄、山茱萸、白术、党参、白芷、鸡血藤、茯苓、砂仁、皂角刺等。局部伤口外用生肌膏，此期为腐祛肌生，肌平皮长阶段。

（四）糖尿病足分期中药外治疗法

1. 基础治疗

（1）全身治疗方法：控制血糖、控制感染、改善下肢血液循环和促进细胞代谢等。

（2）局部溃疡基础处理：蚕食法清创加清洗（分泌物多时用过氧化氢加生理盐水；分泌物少时用安尔碘抗菌液），加大流量喷氧 30 分钟，加远红外线照射 30 分钟。

2. 根据溃疡不同时期的情况，外用不同作用的中药制剂

（1）分期标准

红肿祛腐期：伤口坏死组织和分泌物较多，伴有恶臭，患肢肿胀，局部红肿、可有疼痛及皮温升高。

祛腐生肌早期：伤口坏死组织和分泌物仍较多，有少许新鲜肉芽组织长出。

祛腐生肌晚期：伤口坏死组织和分泌物明显减少，有较多新鲜肉芽组织长出。鲜肉芽组织基本长满创面。

皮肤生长期：伤口的新鲜肉芽组织基本长满创面。

（2）不同阶段的外用药物

红肿祛腐期：基础治疗加伤科黄水纱做深处引流及湿敷，每天换药2次。

祛腐生肌早期：每天换药2次，上午方法同红肿祛腐期，晚上改用玉红纱做引流和外敷。

祛腐生肌晚期：基础治疗加玉红纱引流及外敷，每天换药1次。

皮肤生长期：基础治疗加黄油纱外敷，隔天换药1次。

3. 外用制剂

（1）黄水纱，含有黄连、栀子等成分，具有抗炎消肿，活血化瘀的功效，用于红肿祛腐期能有效消除伤肢局部红肿，促进局部血液循环。

（2）玉红纱具有止痛、祛腐、生肌的作用，应用于祛腐生肌期能有效祛除坏死组织，促进新鲜肉芽组织的生长。

（3）黄油纱含有黄芩、黄柏、地榆等成分，具有清热解毒，凉血散瘀，止血生皮的功效，用于皮肤生长期有助于皮肤的生长。黄油纱性状为油性纱，不易干燥，可使药物长期与溃疡面接触，从而保证治疗效果。并且在使用时不会与伤口发生粘连，避免了去除敷料时破坏新生皮岛，可加快促进皮肤的生长，缩短伤口愈合时间。

（五）再生疗法（再生医学疗法：MEBT/MEBO）

1. 全身治疗

（1）降血糖治疗：病人入院后测量空腹血糖，并根据病人血糖测得值，进行针对性查体复查血糖，确诊为2型糖尿病者，在内分泌科协助下进行正规的降糖治疗，使空腹血糖稳定在8mmol/L以下。

（2）抗感染治疗：合理选择抗菌药物，根据药敏试验提示选择二联，经验性用药首选三代头孢类和甲硝唑类，足量静脉给药一周。

（3）全身营养支持治疗：由于糖尿病过度消耗，要积极纠正水与电解质平衡，酸碱平衡，合理补充白蛋白，少量多次输入新鲜全血，有利于病人体质恢复，促进创面组织的再生能力。

2. 局部治疗

（1）清创引流：在切开引流的同时，应尽量清除无活力的坏死组织，以达到充分引流。对窦道式溃烂应行对口开窗切开，早期用1.5%过氧化氢加生理盐水交替冲洗创面与窦道，用无菌纱布吸干创面及窦道生理盐水液，然后涂MEBO（美宝湿润烧伤膏）。

（2）窦道换药：采用灌注法置MEBO纱条引流包扎，每日换药2次，治疗两周，待坏死组织基本排除干净，进入组织再生期，此时可停止冲洗，开放式涂药，4小时换药一次，直至创面愈合；治疗期间卧床，患肢抬高制动。

再生医学在糖尿病足治疗中的优势，再生医学技术是徐荣祥创立的新的医学体系，而糖尿病足属"创疡医学"类疾病，发病过程具有创面渗出、感染、组织坏死等病理变化特点。因此，应用"创疡医学"体系看待糖尿病足的诊断，并运用"再生医学"的观点、方法治疗糖尿病足，符合中医学和再生医学体系的理论，其治疗手段符合祛腐生肌再生修复的基本理论。

MEBO的基本作用：使致病菌变异，降低其毒力，具有止痛、抗炎、保护细胞、增加细胞膜张力等作用，可使濒临坏死的组织向具有生命活力的正常细胞转化。另外还具有与坏死组织发生水解、酶解、酸败、皂化四大生物化学反应的作用，同时还向创面细胞供给有生命活力的所需物质。由于MEBO这些特殊的药理作用，能有效排除坏死型糖尿病足的坏死组织，可改善局部的微循环，使局部血流增加，从而增强局部的免疫力和抗感染能力，并能控制坏死组织的继续发展，促使创面再生修复，使患肢得以保全，免受截肢痛苦。

（六）综合康复疗法

1. 分级标准　按第一届全国糖尿病足学术会议制定的诊断标准，将糖尿病足病变分级参照 0～5 级分级法：

0 级：皮肤无开放性病灶，但属高危足；

1 级：肢端皮肤有开放性病灶；

2 级：感染病灶侵及肌肉组织；

3 级：肌腱韧带组织破坏；

4 级：感染已造成骨质破坏；

5 级：全足坏疽。

2. 方法　常规治疗方法如下：①积极控制血糖，根据患者具体情况予以皮下注射胰岛素或口服二甲双胍、格列齐特等治疗；②根据药物敏感试验结果选用有效的抗菌药物（头孢哌酮钠、舒巴坦、氨苄西林、左氧氟沙星、阿奇霉素等）；③扩张血管、抗凝、溶解血栓、改善循环（应用丁咯地尔、蚓激酶、丹参等）；④足部创面采用局部分级处理，所有溃疡病灶用过氧化氢溶液及生理盐水清洗干净，有脓肿形成者给予切开排脓，并予以引流，清除脓液，同时分阶段清除坏死组织，然后用胰岛素湿敷液湿敷（胰岛素湿敷液配制方法：胰岛素 10 单位、庆大霉素注射液 8 万单位，加丹参注射液 20mL，现配现用），创面敷料每日更换 1 次。

综合康复治疗：①电针刺穴治疗：采用电针治疗仪，取两组穴位：胰俞、肾俞、阴陵泉、三阴交、太溪、承山；胰俞、肾俞、阳陵泉、足三里、绝骨、昆仑（处于溃疡处时则不取此穴），两组穴位每日替换治疗，每次 30 分钟，每日 1 次，0 级糖尿病足患者连续治疗 1 个月，1 级及以上糖尿病足患者连续治疗 2 个月。②超短波治疗：采用波长 7.37m、频率 50MHz、功率 50～80W 的超短波治疗，电极置于足患部两侧，采用无热量或微热量，每次 15～20 分钟，每日 1 次，至创面基本愈合（只适用于 1 级及以上糖尿病足患者）。③体外反搏治疗：仅用于 0 级或感染已被控制的患者，采用广州产的体外反搏装置，按说明书步骤进行操作（只适用于下肢），按每日 1 次，每次 1 小时，12 天为 1 个疗程，根据病情需要可进行 2～3 个疗程，足溃疡感染未被控制者不可用。④红外线照射治疗：适用于有足溃疡患者的治疗，将红外线灯头对准溃疡面部位，距离30cm，以操作者手感觉温热或皮肤温度不超过45℃为宜，谨防烫伤，每次30分钟，每日1次，直至创面基本愈合。

（七）序贯疗法

1. 基础治疗　包括抗感染、控制血糖、支持疗法、中药辨证治疗等综合治疗方法。

2. 局部以序贯疗法外治，每日行伤口换药。疗程：30天为1个疗程，观察1个疗程。序贯疗法组成：早期以部分清创法，清除腐败肌腱，继以祛腐止痛油纱条外敷，用蚕食法处理并促使坏死组织脱落，后期坏死组织脱落后，肉芽组织生长良好时以山莨菪碱（654－2）加胰岛素混合液湿敷。药液新鲜配制，混合后浸透消毒纱布，覆盖于伤口表面，上面再覆盖一层凡士林油纱，每日添加药液1次。

序贯疗法针对肌腱变性坏死症病情复杂的特点，进行综合治疗，清创、祛腐生肌、长皮三环紧扣。

本病多先发生于足底，足底组织坚厚致密，不易穿透，使感染沿肌腱向深部及周围组织发展，且发展急骤，短期内即可引起大片深部组织、骨质坏死，彻底清创可能造成细菌向周围或深部组织扩散，及早切开、部分清创的作用已得到基本认同。祛腐止痛油纱条能祛腐拔毒，加快坏死组织的液化、脱落，并促进肉芽组织生长。祛腐止痛油纱条中珍珠层粉、冰片、薄荷脑、硼酸粉等有消炎抑菌、祛腐拔毒、通络止痛、生肌敛疮的作用。

糖尿病患者因胰岛素的不足使蛋白质、脂肪的合成减少，葡萄糖进入细胞减少，以及机体利用营养物质能力发生障碍，使伤口不易愈合。胰岛素混合液湿敷能改善局部微循环，使上皮组织生长加快，加快伤口愈合。研究表明，胰岛素能促进局部葡萄糖进入细胞内，可加速葡萄糖的利用，有利于增加创面组织营养，促进创面组织代谢。促进氨基酸通过细胞膜进入细胞内，促进其活化，从而有利于蛋白质合成，是促进创面修复的重要因素。

山莨菪碱具有改善微循环的独特作用，能使细动脉舒张，并能激活和加强微动脉的自律运动，使血流加快，抑制血栓素合成，并抑制血小板和红细胞聚集，降低血液黏稠度，减少微小血栓，还可减轻再灌注后脂质过氧化的损伤。及早切开清创，减少坏死组织刺激，可使炎症减轻，使高血糖逐渐下降。可见序贯疗法治疗糖尿病足肌腱坏死症有明显效果，对提高治愈率，降低截肢率等方面均有明显作用。

本病中医早期湿热毒邪壅结，中期因脓血去多，又见气血两虚，腐肉难脱，或腐骨外露，后期气阴两伤，气血不足，瘀血阻滞，新肉不生，或创面肉芽不鲜，脓液清稀，溃疡面经久不愈。外治如同内治。序贯疗法亦先后治以直开泻毒、祛腐拔毒、生肌长肉、敛疮收口，正符合中医的"辨证论治"，充分发挥了中医外科特色。

（八）综合治疗

1. 降糖　以胰岛素强化治疗为主，配合口服药物降糖治疗，严格控制饮食，配合中药辨证施治。

2. 抗感染　根据细菌培养和药敏试验，选择敏感抗生素，以广谱杀菌剂为主，感染严重者可联合应用。

3. 改善下肢血循环　应用扩血管、抗凝、降纤、溶栓等药物改善下肢血循环。常用药物有川芎嗪注射液、丹参注射液、血栓通、红花等，静脉滴注。并以中药活血化瘀汤剂口服，方用桃红四物汤合四妙勇安汤加减。

4. 营养神经　给予 B 族维生素如维生素 B_1、B_{12}，可营养神经。

5. 外治　外用中草药熏洗疗法和中药祛腐生肌制剂，清创换药、熏洗疗法应根据患肢表现而选择不同洗方。

新鲜创面药用金银花、蒲公英、芒硝各 30g、乳香、没药各 6g、当归、浙贝母、大黄、防风各 10g、白芷 12g，天花粉 15g。

陈旧久治不愈的创面药用金银花 40g、芒硝 30g、乳香、没药、血竭、儿茶各 6g、当归 12g、白芷、连翘各 15g、红花 12g，大黄 10g。

介于二者之间者药用金银花、芒硝 30g、乳香、没药、血竭、防风各 6g、当归、天花粉各 12g、白芷、蒲公英各 15g、孩儿茶 10g。

外用药用碘伏消毒，用生理盐水、胰岛素、654-2、丹参等混合液外敷，并用中药湿润烧伤膏、百多帮等药膏祛腐生肌，煨脓长肉，促进炎症吸收消散。清创采用蚕食法为主，但是对感染严重的湿性坏疽则应早期彻底开放引流，并在红肿的皮肤边缘行小切口切断病变之肌腱，防止病变沿肌腱筋膜向肢体近端蔓延。

二、糖尿病皮肤病变与中医治疗

糖尿病患者可出现多种皮肤病变，发病率高达30%。这些病变可在全身任何部位的皮肤发生，见于糖尿病的各个时期。糖尿病皮肤病变的发病机制复杂，可由微血管病变、神经病变、代谢异常和皮肤感染等因素单独或相互作用而引起。中医辨证虽呈现多证相兼、证候复杂等特征，但血瘀证常常是糖尿病皮肤病变中的主要证候。糖尿病微血管障碍引起的皮肤病变，存在皮肤微血管动力学改变，即进行性微血管透明变性、管壁增厚、血栓形成和血管闭塞，可导致皮肤组织缺血、缺氧，从而引起多种微血管障碍性皮肤病变，如糖尿病性大疱、糖尿病足、糖尿病性类脂质渐进性坏死、泛发性环状肉芽肿、胫前色素斑、糖尿病性皮肤发红等。

（一）糖尿病性大疱

糖尿病性大疱又称糖尿病特发性大疱，以烫伤样水疱或大疱为特征。中老年糖尿病患者多见，一般有较长的糖尿病史，全身营养状况较差，有明显的神经和微血管并发症。临床表现为无任何先兆、突然发生的烫伤样张力性水疱或大疱，内含清浆，周围可见无炎症性红晕，可单发或多发，常无自觉症状。表皮内水疱约在两周至数周内痊愈，且不留痕迹；表皮下水疱约2~3个月可痊愈，留有轻度萎缩性瘢痕和色素沉着，偶见血疱或形成溃疡。好发于受压迫部位，如足趾、足踝、胫前、手及前臂，常反复发生。中医认为，本病多因脾气虚弱，运化无权，体内水湿不化，蕴阻肌肤而成疱。若伴阴虚，津液亏损，则疱液黏稠而量少。治宜健脾除湿，方药可选除湿胃苓汤加丹参、鸡血藤。糜烂创面可用三妙散或三黄粉水调或油调外敷。

（二）糖尿病性类脂质渐进性坏死

类脂质渐进性坏死又称糖尿病性类脂质渐进性坏死，患者中约 2/3 ~ 3/4 患有糖尿病，是糖尿病中较特异的皮肤病变。本病可发生于任何年龄，最常见于中青年，女性多于男性。临床上以胫前出现大片硬皮病样斑块为特征。皮损主要发生于小腿胫前，也可见于身体其他部位，多为双侧性，往往在轻微外伤后发病。初起皮损为局限性暗红色丘疹或结节，压之不退色，表面被覆鳞屑，逐渐向周围扩展，形成不规则形硬化斑块，黄褐色，境界清楚，表面光滑，可见毛细血管扩张，皮损中央萎缩凹陷，外周有紫红色细晕。无自觉症状，少数病例可发生溃烂，形成穿凿性溃疡。皮损常呈渐进性发展，亦可长期静止或瘢痕性愈合。中医辨证属气血两虚，络脉瘀阻。治宜益气、养血、活血。用黄芪 30g，当归 10g，桂枝 10g，茯苓 10g，丹参 30g，赤芍 10g，丹皮 10g，鸡血藤 15g，桃仁 10g，黄精 10g，莪术 10g。水煎服。硬斑皮损外敷紫色消肿膏，溃破皮损外敷生肌玉红膏或溃疡油纱条，每日换药 1 次。

（三）胫前色素斑

胫前色素斑是具有特征性的糖尿病皮肤病变。15% ~ 50% 的糖尿病患者可发生本病，男性多于女性，病情较轻，但病程较长，有神经病变者更易发生。病变初起为圆形或椭圆形的暗红色丘疹，顶平，边界清楚，约 0.5 ~ 1.2cm 大小，少数可伴小水疱、紫斑。约 1 周左右病变中心出现痂皮，剥脱后可见浅表糜烂。约经 12 ~ 18 个月后形成圆形、椭圆形或不规则形的表皮萎缩伴色素沉着斑。皮损可单发或成群，有时呈线状排列，损害无自觉症状。还有些糖尿病患者虽然皮肤外观正常，但在组织病理学上已有改变。本病是在糖尿病微血管病变导致皮肤慢性营养障碍的基础上，由轻微外伤所致的修复反应。糖尿病患者下肢循环障碍较上肢明显，且胫前又是易受外伤部位，故皮损多见于胫前。中医辨证属局部气血失和，经脉不通，肌肤失养。治宜理气、养血、活血。可应用桃红四物汤加逍遥丸治疗。

（四）糖尿病性皮肤发红

糖尿病性皮肤发红为糖尿病的一个特殊皮肤表现，是因组织缺氧，血管张力减少，皮肤微血管持续扩张所致。主要发生于面部，也可发生于手足。临床表现为皮肤持续性玫瑰色红斑，但局部皮温正常，糖尿病控制后症状可减轻。中医认为属肾阴虚损，虚火上炎。可应用知柏地黄丸加凉血五花汤治疗。外用黄芩20g、地榆10g、生甘草10g、槐花15g，水煎液冷湿敷，每次20～30分钟，每日2次。

（五）糖尿病足皮肤病变

糖尿病足是糖尿病下肢血管病变、神经病变和皮肤感染等共同作用所引起的，表现为足部、下肢溃疡、坏疽、疼痛。伤口分泌物细菌培养常见的是金黄色葡萄球菌、链球菌、大肠杆菌、铜绿假单胞菌等，常有多种细菌混合感染，还可合并真菌感染。糖尿病足作为糖尿病的一个严重并发症，具有很强的致残性和致死性。中医辨证属血瘀脉络，经脉闭阻，肢端失养。治宜温阳、活血、通络。可选用阳和汤、独活寄生汤、当归四逆汤、真武汤、金匮肾气丸、托里透脓汤、四妙勇安汤等方剂治疗。在缺血期可外用附子10g、白芥子15g、红花15g、生姜15g，水煎熏洗患肢；对坏疽溃疡创面可外用龙胆草30g、黄柏15g、红藤15g水煎，清洗创面；对患肢继发感染、红肿热痛者，可外用芙蓉膏（主要成分：芙蓉叶、泽兰叶、黄柏、黄芩、黄连、大黄），具有清热解毒，活血消肿之功效。

（六）糖尿病性神经疾病

糖尿病性神经疾病包括周围感觉神经和运动神经障碍，是糖尿病最常见的并发症之一，也是导致糖尿病足的重要原因之一。多发于老年糖尿病患者，可表现为皮肤麻痹，感觉丧失，出汗减少，皮肤干燥脱屑，水疱，溃疡等。中医辨证属气血失和，凝滞不通，肌肤失养。可用桃红四物汤、补阳还五汤加减治疗。

（七）糖尿病代谢障碍引起的皮肤病变

1. 糖尿病性胡萝卜素血症 糖尿病性胡萝卜素血症又称糖尿病性黄疸，发病率在6%～10%。胡萝卜素又名叶红素，是一种脂色素。在胡萝卜、橘橙、芒果、黄花菜、菠菜、空心菜、雪里红、辣椒、南瓜、蛋黄、奶油等食物中含量较高。食入胡萝卜素后，一部分在肠道内转变为维生素 A，一部分直接进入血液。进入血液的胡萝卜素可在肝脏或其他组织中进行转变。糖尿病患者如果进食含胡萝卜素较高的蔬菜过多，同时机体代谢能力降低，致使胡萝卜素向维生素 A 转化发生障碍，使过量的胡萝卜素沉积于皮肤而发病。表现为掌跖和面部皮肤发黄，严重者累及全身皮肤，但巩膜不黄染。常伴烦热口渴，小便黄赤，舌红苔黄腻，脉弦滑。减少食物中胡萝卜素的摄入量后，皮肤色素可慢慢消退。中医辨证属湿热郁蒸。治宜清热、利湿、退黄。可用茵陈蒿汤加减。糖尿病患者饮食中应少食含胡萝卜素高的食物。

2. 糖尿病性硬肿病　硬肿病由结缔组织代谢障碍引起，以皮肤硬化、非凹陷性肿胀为特征。非糖尿病性硬肿病皮损范围较局限，经数月或数年后可自然消退。而糖尿病性硬肿病皮损范围广泛，持续时间长，几乎无自愈倾向。糖尿病患者中硬肿病的发生率约为5%，多见于成年、肥胖、病程长、病情较重、有血管病变及高脂血症者，女性多于男性。临床多发于颈肩后部，逐渐波及面、颈前、胸背及臂部。病变处皮肤僵硬、肿胀，压之不凹陷，似木板样或软骨样，表面光滑，界限不清。皮损处无炎症、色素改变，毛发不脱落，感觉无异常。患者自觉病变部位活动受限。中医称之为"冷肿"。中医认为多因腠理不固，风寒湿邪侵犯肌肤，与气血相搏，经络痹阻而发病。治宜祛风散寒，温阳除湿，活血软坚。可选用羌活胜湿汤、三痹汤、黄芪桂枝五物汤、阳和汤治疗。

3. 环状肉芽肿　环状肉芽肿是一种少见的结缔组织代谢障碍引起的慢性皮肤病。临床分为局限型和播散型两种，局限型中23%的人有糖代谢异常，播散型中有糖代谢异常者占77%。以排列成环状的丘疹性损害为特征，局限型皮损好发于手足背及耳壳，初起为小而硬的丘疹，淡红色或正常肤色，逐渐向外扩展，融合成环状损害，中心平伏，边缘隆起，由小丘疹排列组成，无自觉症状。播散型起病急，泛发全身，为米粒大小的丘疹，伴隐约可见的环形损害。糖尿病控制后皮损可逐渐好转。中医辨证属湿瘀互结。治宜除湿、活血、软坚。可用苓桂术甘汤合桃红四物汤治疗。外用芙蓉膏贴患处。本病还与昆虫叮咬、紫外线照射有一定关系，应注意避免虫咬、防止曝晒。

(八) 糖尿病性皮肤瘙痒症

皮肤瘙痒症在糖尿病中很常见，据统计发病率为7%～43%，其中全身性及局限性瘙痒各占一半，临床上因顽固性皮肤瘙痒而查出糖尿病者并不少见。皮肤瘙痒有全身性和局限性之分，后者多发生于肛门、女阴、阴囊等部位。全身性皮肤瘙痒中医称为"风瘙痒""痒风"，若抓破皮肤，血痕累累称"血风疮"，局限性皮肤瘙痒称"阴痒""肛门作痒"。皮肤瘙痒患者对外界刺激极为敏感，如冷热变化、衣服摩擦、接触化纤皮毛织物、饮酒食辣等均可诱发皮肤瘙痒。

中医辨证：①血虚肝旺证，表现为皮肤干燥，瘙痒无度，夜间为甚，抓痕血痂遍布，心烦急躁，夜寐不安，舌淡红苔白，脉弦细。治则：养血润燥，平肝息风。方药：当归饮子加减。②湿热下注证，表现为外阴肛门潮湿瘙痒，或下肢皮肤瘙痒，抓破渗液结痂，遇热痒重，舌红苔黄腻，脉滑。治则：清热利湿止痒。方药：二妙丸或龙胆泻肝汤加减。外用楮桃叶200～250g（煎汤去渣入浴）、地肤子30g、蛇床子30g、苦参30g、生甘草20g、黄芩20g，煎汤熏洗患处。

(九) 糖尿病患者皮肤的特点与感染护理

糖尿病患者由于自身防御能力降低、代谢紊乱和机体各种功能的缺陷，对入侵微生物的各种反应都被抑制，包括中和毒素、吞噬功能、细胞内杀菌作用、血清调理素作用和细胞免疫作用，从而使患者极易感染，表现为疖、痈、毛囊炎、汗腺炎和糖尿病足等。

糖尿病患者皮肤的特点：糖尿病患者因长期糖、蛋白质代谢紊乱，而导致皮肤抵抗力下降，和全身营养状况及组织修复能力差，加之皮肤组织含糖量高，利于细菌生长繁殖而诱发皮肤感染；末梢神经病变引起感觉障碍与微血管功能改变，或动脉粥样硬化而致皮肤供血不足；多尿引起皮肤慢性脱水；以上因素均可导致糖尿病患者发生各种各样的皮肤病变。老年患者生理功能减退，皮肤免疫功能相应低下，感觉、痛觉反应迟钝是造成皮肤病变及感染率高的主要原因；高血糖时，组织细胞内山梨醇代谢活跃，能引起微血管病变和神经营养障碍，可导致皮肤代谢异常，表皮营养差，易引起表皮基底细胞的溶解性坏死，并致使皮肤结构改变而诱发病变及感染。

皮肤护理要点

（1）控制血糖是预防和减轻皮肤病变的关键，定期监测血糖，包括空腹血糖和餐后 2 小时血糖，根据血糖值调整降糖药物，由于糖尿病患者的血糖高，可引起皮肤含糖量增高，偏高的糖分是细菌的良好培养基，细菌易迅速生长繁殖而产生感染。

（2）保持皮肤清洁，穿宽松纯棉内衣，勤剪指甲，切忌搔抓，每日用温水（40℃为宜）清洁皮肤，皮肤干燥伴瘙痒者，可在水中加少许甘油和薄荷，洗完后用软毛巾擦干。

（3）每天观察皮肤颜色及感觉有无异常，尤其是双下肢有无冷、痛、麻木的感觉等，温觉及痛觉低，易发生烫伤和外伤，禁用热水袋。

（4）适当按摩皮肤，既能增强皮肤抵抗力，还能减轻瘙痒，按摩方法以手指轻敲击或轻拍为宜。

（5）保持足够的睡眠和有规律的生活，晚餐后避免饮用含咖啡饮料及浓茶等，保证适当的水分摄入，尽量排除影响睡眠的不良因素。

（6）加强饮食的调理，运动护理及心理疏导。饮食注意主食粗细，副食荤素搭配，多进新鲜蔬菜及植物蛋白，适当的运动能改善代谢，降低血糖。

（7）心理障碍可导致血糖升高，根据患者不同性格特点和情绪状态，可指导其参与一些有趣、有益的社交及文娱活动，有意识地控制和调节不良情绪，同时指导患者戒烟、酒等。

（8）适当运动，选择散步，打太极拳等。

（9）优化环境，有效的健康教育。保持糖尿病患者所在的环境整洁卫生，空气流通清新，温度舒适。在条件允许的情况下，每日对居室内进行一次空气消毒，对日用品和家具用消毒液擦拭一次；加强对患者和家属进行糖尿病及其并发症的病理、治疗和护理知识介绍等健康教育，使之提高自我保护、自我监控和自我调节的能力，以配合药物治疗、食物治疗、运动治疗和心理治疗，保持良好的身体和精神状态。

三、糖尿病足坏疽手术及截肢治疗

（一）中医外科的手术疗法对坏疽和创面的处理原则

1. 干性坏疽　注意局部消毒并包扎，保持干燥，使干性坏疽保持稳定；待坏死组织与健康组织分界清楚，近端炎症得到控制，及局部侧支循环基本建立后，可行坏死组织清除术，清除坏死组织，开放创面，骨断面宜略短于软组织断面。若血运改善良好，也可行坏死组织切除缝合术，可取分界近端切口，行趾（指）切除缝合术或半足切除缝合术。

2. 湿性坏疽　主要见于糖尿病足坏疽，表现为足背、足底、趾跖部红肿高突，按之可有波动感或已有溃破，腐筋外露，渗出物秽浊恶臭，引流不畅。采用祛腐清筋术切开皮肤、皮下组织，暴露变性坏死肌腱、筋膜；采取"啄食法"清除病灶处肌腱、筋膜及周围已发生坏死的组织；消灭潜行性无效腔，排除深部积脓及臭秽分泌物；用过氧化氢或 0.5% 甲硝唑液冲洗创面；创面窦道用二宝丹、三七丹蘸于棉线条拔毒祛腐引流，注意保持引流通畅。

3. 截肢术　当坏死延及足背及踝部，可行小腿截肢术，坏疽发展至踝以上者，可行膝关节截肢术。

4. 植皮术　植皮术溃疡面较大时，可在创面干净、血运改善后行创面植皮术。

（二）感染性糖尿病足清创时机和方法

糖尿病足的治疗不仅需要内科对血糖、血脂、血压、血管神经等因素进行调整，而且需要局部清创、血管重建等外科治疗。如何掌握糖尿病足的清创的正确方法和手术时机，是糖尿病足治疗成败的关键问题，也是非常棘手的问题。时机掌握的好坏，直接关系到糖尿病足患者肢体功能的保护和预后。感染性糖尿病足在感染未得到很好控制时，一般情况下，如果清创，则感染范围可能随着清创切口所到之处创面的扩大而扩大，即常说的"清到哪儿，烂到哪儿"；如果不清创，大量的分泌物淤积于内，形成局部高张力，且由于压力和重力的作用，感染范围扩散，药物也难于进入，不利于感染的控制。如何选择既能切开引流使压力减低，以达到引流通畅、控制感染的目的，又不使感染范围扩大，以达到最好的治疗效果，是我们面临的问题。

1. 清创部位的选择

（1）最低点扩创：局部小的创面，可能是个"蚁穴"——外面很小的窦道，里面是个洞穴。应该探清"洞"的深度、上下左右潜行的范围，选择脓腔最低点与溃疡窦道相连切开，但注意切开的范围不应该超过最低点，这样，即使出现创面扩大，也不会超过原来感染的面积。选择最低点，是因为这样脓液易于排出。如果是厌氧菌感染，切开后，创面暴露也有利于感染的控制。

（2）张力最高点切开：一般情况下，窦道小而感染严重、分泌物多时，腔内张力较大，严重时可以出现穿透性溃疡，如足底胼胝样溃疡，可以反映到足背，形成足背局部变黑、红、紫、白等多种病理性色泽变化，全足肿胀。此时，如果不切开引流，则由于压力和重力的双重作用，分泌物沿着肌间隙、筋膜间隙向足跟部、小腿蔓延，且由于肌肉肌筋腐烂，或伴有糖尿病血管病变，局部血供减少，药物难达病所，无论局部还是整体应用抗生素，控制感染都收效甚微。此时应该积极地切开引流，切开部位应选择在最薄弱的地方，也就是张力最高的部位。

（3）足底切口避开承重摩擦部位：足底的切开，应该尽量避免承重摩擦的部位。因为伤口愈合后，在行走的过程中，容易因过度摩擦而再次形成溃疡，尤其是瘢痕体质的患者，且一旦形成溃疡，则较前次更难愈合。

2. 蚕食清创方法的运用　清创虽然是减少坏死组织的方法，但是如果将坏死组织清除得过多，不仅不能起到较好的治疗作用，反而会导致创面扩大。所以应该采取分次逐步清除坏死组织的方法，即为蚕食清创法。

3. 创面的要求

（1）创面的形状：清创较深的创面应该外面大里面小，不要形成里面大外面小的葫芦状，以免形成无效腔或引流不畅。一则坏死组织不易清除；二则可能会出现厌氧菌的繁殖，使感染加重或出现混合感染。

（2）创面保持湿润的环境：创面不要过干，在湿润的环境下肉芽组织才容易生长，中医常说的"煨脓生肌"正是这个道理。

4. 换药的频率　分泌物较多的，如果有条件，应该每日换药 2 次，以使分泌物充分引流，必要时可以采用浴洗的方法。没有分泌物且正处于生长肉芽阶段，则可以 2 天换 1 次药，以减少对局部的刺激。

5. 手术的时机　湿性坏疽如果感染严重，不截肢则不能维系生命时，根据情况处理；如果不是严重到影响生命时，则在感染得到较好控制时再行手术治疗，尽量保持患者肢体的有效功能。糖尿病足混合性坏疽，要在坏死组织和正常组织界限分明时再做离断处理；需要截肢者，要在局部循环改善的条件下再选择手术部位和手术方式。

（三）判定糖尿病足坏疽截肢平面的有关因素

糖尿病足坏疽的截肢率很高，但临床上各项检查指标尚无统一标准，各因素与最终截肢水平面确定的相关性也无统一认识。

研究表明，各项因素对截肢平面的影响，对于血管已经闭塞的病例行血管重建术的意义不大，截肢术是最终选择。但截肢平面的确定与哪些因素有关，通过对足坏疽分级、临床表现、彩超诊断与手术截肢平面的关系，进行多元直线相关及回归分析显示：足坏疽分级，临床表现与截肢平面无显著相关性（$P < 0.05$），其中足坏疽的 Wagner 分级建立的较早，临床应用广泛，但范围狭窄，不能反映相应的动脉受损水平，只是足病的局部病变程度指标；临床表现分度是综合判定指标，因为糖尿病足坏疽患者已超越了单科室的诊断治疗范围，患者年龄大，存在心、脑、肾、肺部的并发症，以高血压病、冠心病、慢性阻塞性肺病、脑梗死等多见，围手术期需对其明确诊断，控制病情，否则手术危险性大，预后不良，本组临床表现分度的偏相关系数及偏回归系数均为负值（$P > 0.05$），说明病情严重时存在手术禁忌证。截肢平面的确定只与彩超诊断有关（$P < 0.01$）。彩色多普勒超声诊断：此种无创伤检查已广泛应用于临床，对动脉内径、峰值流量、血流量等指标均能测定并定量，定性分析，尤其对腘动脉以下血管病变优于动脉造影。在下肢动脉病变中多普勒超声检查：敏感性为91%，特异性为85%，总准确率为89%～96.6%，结合临床表现，彩色多普勒超声可作为判定截肢平面的客观指标。

陈亚冠等提出准确判断截肢平面的要点，即截肢术后残端能否顺利愈合，主要取决于截肢平面血液循环。判断截肢平面血液循环的依据为：①患者坏疽平面及皮肤温度；②术前多普勒超声血管检查结果；③术中切缘肌肉组织血运。为了尽可能多保存残肢功能，考虑术后安装假肢的功能需要，膝上截肢选大腿下1/3平面，膝下截肢选小腿上1/3平面。因此，术前根据体征及周围血管无创检查仪（PVL）检查对残端平面做出估计。PVL提示腘动脉血流通畅者作膝下截肢，腘动脉血流阻塞者作膝上截肢。术中不用止血带，观察肢体残端血运，如发现切缘血运不佳，肌肉无弹性，应及时升高截肢平面。术后经常观察残端血运，对有残端坏死患者应尽早再次手术，以缩短住院时间，减少感染机会。

（四）糖尿病足坏疽截肢及围手术期治疗

1. 术前处理： 入院后进行详细查体和化验检查，常规残肢多普勒超声检测，残端伤口创面培养加药敏试验。了解患者的全身情况和生活能力及精神状态。积极治疗各种并发症。术前常规化验空腹血糖和餐后2小时血糖，术前1～2天内将原来口服降糖药换成胰岛素。控制空腹血糖在6～10mmol/L，餐后2小时血糖控制在8～10mmol/L。高血压患者血压控制在（150～165）/（82～90）mmHg。全身情况差者给予支持疗法，术前选用广谱抗生素控制感染，并纠正水电解质紊乱。

2. 手术方法： 手术在腰麻下进行，术中不用止血带。术中根据肢体离断创面渗血与否决定截肢平面。取前后舌状皮瓣切开，止血、血管解剖后结扎，残端血管送病理，神经局封后用锋利刀片切断，骨残端以骨蜡止血，伤口放置硅胶负压引流管，加压包扎，术后1周内观察切口，局部有无疼痛、跳痛，并监测体温及血常规情况。不强求使用弹力绷带绑扎残端，以免影响残端血液循环。手术后尽量选用抗菌谱广、组织渗透力强、肾毒性小、对革兰氏阳性或阴性细菌有良好作用的抗生素。术后肢体截除后，体重减轻，根据动态微量血糖情况调整用药剂量。伤口拆线后逐步将胰岛素过渡至口服降糖药物治疗。

3. 手术适应证的选择： 选择老年重症糖尿病足坏疽截肢的手术适应证，既要考虑足坏疽引起下肢的创面感染和坏死，更要了解老年人全身各脏器的功能情况，综合考虑手术的利弊和可能性。从以下几个方面考虑：①患者的生活质量、年龄及预期寿命。②合并有心、脑、肾等疾病，如心脑梗死、脑血管意外、肾功能不全、高血压病、糖尿病等，经过短期调整治疗病情可获得改善控制者。③患者及其家人有手术愿望，并能积极配合手术和术后护理。术前要反复和家属交代手术的危险性和必要性。本组患者，术前 2 ~ 3 天降压，控制血糖降至 10mmol/L 以下。术后继续用药维持，确保手术效果良好。

4. 术后并发症： 糖尿病足坏疽截肢的并发症有：①心、脑、肺梗死。观察 48 例，2 例膝上截肢术后 1 周内出现心脑梗死，1 例患者心电图出现大面积心梗，另 1 例 CT 提示脑动脉梗死。分析病史发现 2 例术前心电图均提示心肌缺血，血糖高于正常，贫血。患者原有冠状动脉及脑动脉硬化闭塞的基础上手术应激，及术后使用止血药，可造成血液高凝状态导致心脑梗死，故对此类患者，术前应充分予以镇静镇痛治疗，减少应激，术后应用阿司匹林维持，而不宜用止血药。2 例经积极抢救治疗无效死亡。本组 48 例死亡 2 例，占 4.2%。②残端坏死、感染。2 例膝下残端坏死，再次行膝上截肢，截肢后创面愈合良好。2 例截肢术后因血运不佳导致切口部分表浅坏死及创面感染，残端再次清创经换药伤口愈合。截肢术前后控制血糖是预防伤口感染的重要措施。③窦道、骨髓炎。本组无窦道形成，无慢性溃疡、骨髓炎发生。

5. 心理治疗： 本组 48 例糖尿病足坏疽截肢手术前后心理状态表明，患者有较重焦虑、恐惧、悲观失望的心理，术前要充分准备。自愿要求截肢者，术后焦虑较轻，很快能适应。过度焦虑和应激者体内儿茶酚胺及肾上腺皮质激素，特别是糖皮质激素分泌过多，可抑制抗体形成，使白细胞、淋巴细胞数降低，导致抗感染力降低，伤口愈合减慢，因此术前心理准备和术后心理治疗不可忽视。

第四节　糖尿病下肢病变的护理

（一）患肢局部观察

对糖尿病足患者观察其足部皮肤的色泽及温度，足背动脉搏动和弹性及创面的部位、范围、深度、组织的坏死情况。若足背部动脉消失，皮肤变白或呈黯紫色，提示局部缺血较重，应及时调整改善微循环、降低血液黏度（服用肠溶阿司匹林等）、营养神经（维生素 B_1、B_{12}）等药物的治疗。根据辨证结果，适时选用行气活血化瘀的中药内服，或生肌活血药外敷。对创面较大，感染较重者，应定期对创面分泌物进行细菌、真菌培养和药物敏感试验，以使抗生素用药及时、准确。

（二）饮食护理

糖尿病足主要由于糖尿病造成肢体周围血管、神经病变继发感染所致，而控制血糖是减缓周围血管、神经病变发生的有效手段。并且高血糖也易发生感染，所以严格控制血糖是非常关键的一步，饮食治疗是糖尿病的基本措施。饮食应采取"二低一禁一高"原则，即低脂、低热、禁糖、高蛋白。并根据尿糖、血糖的情况，控制碳水化合物的摄入，切忌膏粱厚味、辛辣之品。过食肥甘辛辣刺激之品易伤及脾胃，脾胃受损，湿热内生，运化失权，四肢失养，可使病情加重。烟毒、湿热之品易滋生热毒，耗气伤阴，而加重病情。吸烟还是糖尿病足可控制的重要危险因素之一，故应该戒除不良嗜好，尤其是吸烟、酗酒，这也应作为饮食护理的主要内容。

（三）足部护理

1. 保持足部的卫生。要适时修剪趾甲。

2. 保持足部干净干燥。皮肤瘙痒或脚癣切忌挠抓。

3. 坚持足浴用温水（一般不超过40℃）泡脚和小腿，每次 10～15 分钟，洗脚后用软毛巾轻轻擦干。还可根据辨证结果，合理运用温阳益气、活血通脉、解毒的中药泡脚。水面在踝关节 10cm 以上，最好达到足三里穴。足浴时应特别注意引流通畅和防止药液烫伤。

4. 足部按摩　动作轻柔，应从趾尖开始向上至膝关节，经行间、三阴交、足三里、冲阳、阳陵泉等穴位进行按摩，早、中、晚各 1 次，每次 10 分钟，以按摩穴位处出现酸、麻、胀、胀等感觉为佳。

5. 小腿和足部运动　每日适当做小腿和足部运动 30～60 分钟，如甩腿运动、提脚跟－抬脚尖运动、下蹲运动。平时抬高患肢，有利于血液回流，可以改善下肢血液循环，并可促进患肢气血运行通畅；忌赤足行走。

6. 选择合脚的鞋袜　穿鞋袜不当是足溃疡的主要原因。合适地穿鞋和袜子（适应于足的力学改变或畸形）是预防足病变所必需的。故应注意选择合脚的鞋袜，鞋袜应宽松，舒适，合脚，透气性好。

（四）皮肤护理

由于糖尿病的病理生理改变，皮肤微循环障碍使皮肤屏障防御能力下降，容易发生感染，因此做好糖尿病患者的皮肤护理至关重要。

对鸡眼、胼胝、脚癣应及时治疗。高危患者应由训练有素的足部护理专家来治疗。病人不应随意自行处理，因为小小的擦伤就能够导致溃疡，就会提供加速感染的进入点，损伤的危害决不应该被低估。

糖尿病性水疱病是诱发肢端坏疽的危险因素，好发于四肢末端及循环不良的部位，处理不当易合并感染。保持水疱部清洁，对紧张性水疱避免切开，在无菌操作下抽取渗液，预防继发感染。对小水疱一般不需抽液，给予无菌纱布包扎，微循环改善后可自行吸收，水疱干枯后形成的痂皮，利用其保护作用可预防感染，任其自然脱落，切勿剥脱。

出现感染的创面应每天换药，可根据脓液培养情况局部选用敏感抗生素。创面感染严重有腐肉脓汁时，应切开引流或彻底清创。若患者仍出现全身毒血症状，且感染灶明显扩大，与健康部位有明显界限，应根据药敏试验选择适当足量的广谱抗生素给予全身用药。如感染无法控制应及时截肢。

（五）辨证施护

糖尿病足属中医学脱疽范畴。本病主要由于消渴日久，经脉瘀阻，血行不畅，肢端失养所致。属本虚标实之证，以阴阳气血不足为本，热毒血瘀为标。病机关键为经脉瘀阻，血行不畅。

对于血瘀型患者予活血化瘀之品，并应注意患肢的体位，指导患者保持患肢舒展，使血流通畅、疼痛减轻，同时可轻轻按摩患肢以促进血液循环。

对于患肢剧痛，局部红肿热痛，脓液恶臭，肢端坏疽，舌红绛苔黄，脉弦数，辨证为湿热毒盛者，可用黄连、黄柏、黄芩、生大黄等清热解毒中药内服外敷。注意让患者保持足部清洁，应避免过多行走，忌用熏洗药及肢体针刺止痛。患者关键是保持创面清洁，原则上不用刺激性或腐蚀性药物。疮口每日用黄连、黄柏、生大黄煎汁清洗，并用黄连膏纱布等外敷，每日换药1次。患者伤口有感染存在时，一定要注意无菌操作，做好清创、引流、换药、抗感染治疗。密切观察生命体征、血糖、尿糖、血象变化，如脓液增多、恶臭加重，应及时处理，防止病情恶化。

对于患肢冷痛、脉络寒凝者，予温阳之品。此时主要做好患肢护理，足部注意保暖，配合中药煎剂熏洗，以达到温经散寒、通络止痛之功效。并用阳和膏等纱布外敷足部，以温经活血，促进肢体循环。

（六）心理调摄与家庭教育

1. 心理护理　目前的研究强调了精神因素在糖尿病足溃疡发生中的重要作用，精神因素主要可影响到患者对足部的护理。糖尿病患者因足部感染坏疽，伴有恶臭，病人常有自卑心理，另外有些人因住院时间较长易产生焦虑情绪。传统医学认为，思虑过度，易伤脾胃，脾胃受伤，食欲不佳，影响气血化生，不利于伤口愈合。护理人员和家属应多安慰、多鼓励病人。适时疏导使病人心态稳定，情志顺畅。

2. 家庭健康教育　糖尿病教育可以提高患者掌握糖尿病知识的程度及治疗的顺从性，从而降低各种慢性并发症的发生率和致残致死率。患者家属的教育在糖尿病管理与治疗中具有重要地位，故应加强糖尿病足的知识教育。

（1）预防高危诱发因素，减肥，积极治疗高脂血症、高血压及糖尿病并发症。认真监测血糖，合理选用使血糖控制平稳的药物，避免药物的治疗作用与副作用。

（2）坚持饮食控制和运动疗法，三餐食谱的合理选择、合理搭配，勿使五味偏嗜。

（3）讲究卫生，房事适度。房劳过度伤肾是引起消渴的重要原因，同样不利于糖尿病足的康复。

（4）糖尿病足患者，为减轻病变部位的压迫，患者应注意卧床休息，不可长时间站立及行走，行走时可使用拐杖，尽量减少运动，因为过度活动容易加重下肢肿胀，不利于创面的愈合，必要时指导患者做有规律的床上运动，如下肢的屈伸运动、踝关节的旋转运动、上肢的扩胸运动等。

第五节　常用方药

一、常用外用药物

（一）膏剂

1. 金黄膏

组成：天花粉 500g、姜黄 250g、白芷 250g、苍术 100g、天南星 100g、甘草 100g、大黄 250g、黄柏 250g、厚朴 100g、陈皮 100g、小磨麻油 2500mL、黄丹 750～1050g。将上药浸入麻油内 48 小时，文火先炸前 6 味药，后炸后 4 味药，至表面深褐色内部焦黄为度，滤渣取药油，经炼油，下黄丹成膏，去火毒，摊涂而成。取本品贴于患处，面积大于病变范围。

功效：清热除湿，散瘀化痰，止痛消肿，用于阳证疮疡。

2. 生肌膏

组成：黄连 50g、蜂蜡 150g、香油 500g、冰片 0.5g。

功效：生肌长皮。

3. 双黄膏

组成：黄连、黄柏、当归各 30g、白芷 20g、血竭 5g、冰片 3g、樟丹 5g、蜂蜡（黄蜡）50g、麻油 500g。

附：双黄膏制作（先将前四味药在麻油中浸泡 3 昼夜，然后用文火将药物炸至黄褐色，过滤去渣，然后放入蜂蜡；待此油稍温后放入冰片、血竭、樟丹细粉拌匀，即成膏状，装入瓶内消毒备用）。

功效：具有良好的止痛、抗感染、化腐生肌、促进创面愈合的作用。

4. 一效膏

组成：由煅炉甘石、滑石、朱砂、片栗粉、冰片等组成。

功效：祛湿收疮生肌，适用于脓水较少者。

5. 黄芦膏

组成：生大黄、黄柏、生黄芪、金银花各 20g，丹参、当归各 10g，混合均匀，共研细末，过 100 目筛后高压灭菌备用），使用时将新鲜芦荟汁洗净去皮，捣烂取汁，将药末调和成糊状，敷于患处后以凡士林油纱覆盖包扎，每日 1 次。

功效：清热解毒。

6. 活血生肌膏

组成：大黄、三七、儿茶、血竭、冰片等量共研细末，过筛后备用。使用时取生芙蓉叶、芙蓉花适量捣烂为泥，与药末调和均匀后外敷患处。

功效：活血生肌。

7. 祛腐生肌膏

组成：炉甘石 20g、珍珠层粉 47g、黄丹 8g、冰片 215g、石炭酸 5g、凡士林 800g。

功效：祛腐生肌。

8. 消疽膏

组成：苏木、赤芍药、独活、白僵蚕、檀香、白芷、血竭、白鲜皮，共研极细粉末，过 180 目筛，用凡士林、老醋的混合基质制成软膏，敷于创口及四周肿处。

功效：消肿止痛，生肌长皮。

9. 糖疽膏

组成：当归、红花、血余炭、冰片、轻粉、滑石粉、生石膏等。

功效：活血化瘀，清热解毒，治疗糖尿病足。

10. 生肌玉红膏

组成：由丹参、当归、紫草、血竭、蜂蜡、冰片、香油组成。

功效：活血祛腐，解毒镇痛，润肤生肌。

11. 冲和膏

组成：荆芥 150g，独活 50g，赤芍 60g，白芷 30g，石菖蒲 45g，共研细末，热酒或麻油调敷，每日 1 次。

功效：疏风消肿，活血祛寒，可治疗气虚阴寒血瘀型糖尿病足患者。

（二）洗剂

1. 疮清液

组成：金银花、红花、诃子、当归、大黄，以4：2：1：2：3之比例煎液过滤，消毒后瓶装外用。

功效：清热解毒，活血化瘀。

2. 活血化瘀止痛洗剂

组成：荆芥、防风、透骨草、红花、鸡血藤、苏木、大黄、黄柏各等分，水煎后熏洗。

功效：活血化瘀止痛。

3. 渴疽洗方

组成：大黄、毛冬青、枯矾、马勃、元明粉各等分，熏洗。

功效：活血化瘀，清热解毒。

4. 消疽液

组成：乳香15g、白芷12g、没药6g、血竭6g、儿茶12g、当归8g、红花12g、川芎12g、金银花40g、连翘15g、芒硝30g，浸入2500mL温水中，煎至500mL，高压灭菌备用，用消疽液浸泡无菌纱布，敷于患处。

功效：清热解毒，活血生肌。

5. 补阳还五汤煎剂

组成：黄芪120g、当归尾、赤芍、川芎、桃仁、地龙各15g、红花10g。浸透纱布，湿敷患处，1小时/次，3次/天。

功效：活血通络，托疮生肌。

6. 三黄浸泡汤

组成：大黄、黄柏、黄连、黄芩各30g、炙乳香、炙没药各20g煮水。浸泡，1次/天，每次30分钟，浸泡后用"蚕食"的方法逐步清洗坏死组织。

功效：清热解毒，利湿祛腐。

7. 脚康洗方

组成：忍冬藤、连翘、败酱草、乳香、没药各 15g、冰片 3g、片姜黄、红花各 12g，水煎后取 1000mL，倒入足疗盆内，保持水温 38℃ ~ 40℃，每次浸泡 30 分钟，每日早晚各 1 次，疗程 30 天。

功效：清热解毒，活血祛瘀。

8. 糖尿病足泡液

组成：黄柏、苦参、萆薢、金银花、苍术、生水蛭、地龙、牛膝、三七、全当归、狗脊、丝瓜络、皂角刺，煮沸过滤去渣，每次 500mL，加热至 35℃ ~ 39℃，每日 2 ~ 3 次，每次 30 ~ 60 分钟。

功效：清热解毒利湿，活血逐瘀通络。

9. 丹黄消炎液

组成：黄芪、丹参、当归、皂角刺等各生药、饮片按比例研碎，水煮浓缩备用。浸泡创面 20 分钟或湿敷。

功效：扶正托毒，活血解毒，去腐生新。

10. 足浴液

组成：麻黄、附子、细辛、赤芍、桑枝、土鳖虫、鸡血藤、丝瓜络等组成。

功效：温阳散寒，活血通络。

11. 三黄汤

组成：大黄、黄芩、黄柏各 30g，水煎取汁，先熏患足，待药汁降温至 35℃ ~ 36℃时，泡足 30 分钟。

功效：清热解毒利湿。

12. "解毒洗药"方

组成：丹皮 15g、蒲公英 50g、苦参 15g、黄柏 15g、白芷 10g、大黄 20g。将上药装布袋内，加水 1000mL 煎汤浸泡患足。每日 2 次，每次 30 分钟，本方用于治疗糖尿病足病变已溃者疗效较好。

功效：清热解毒利湿。

13. 温经活血方

组成：桂枝、红花、透骨草、鸡血藤、乳香、没药、花椒，加水

1000mL 煎汤，浸泡患足，每日两次，每次 30～50 分钟。

功效：温阳散寒，活血通络。

14. 消创液

组成：土茯苓、大黄、马齿苋、红花等。先将消创液喷涂于创面，然后用 2 层纱布蘸消创液贴覆创面，再覆盖单层油纱后，包扎治疗糖尿病湿性坏疽。

功效：清热解毒利湿。

15. 拂痛外洗方

组成：生川乌头 12g，吴茱萸、艾叶、海桐皮各 15g，细辛 5g，川红花、当归尾、荆芥各 6g，续断、独活、羌活、防风各 10g，生葱 4 条，米酒、米醋各 30mL。用法：将药煎取 2000mL，分为 2 次外洗，每次 1000mL，药液不重复使用。糖尿病足 0 级，无开放性创口者，可将患肢放入约 40℃ 药液中浸洗。有开放性创口者，应避开创口，用 7～8 层消毒纱布块或数层干净软布，蘸药液趁热摊放在患处湿敷，注意水温避免烫伤。同时，取 1 块消毒纱布不断地蘸药液淋渍患处，使湿敷纱块保持湿度及温度。每日 1 次，持续淋渍热敷 20 分钟，30 日为 1 个疗程。

功效：祛风除湿，散寒止痛。

16. 塌渍一号药液

组成：败酱草、马齿苋、蒲公英、黄柏、苦参、赤芍、甘草。煎汤，水温 35℃～40℃，浸泡伤口，外敷纱条。

功效：清热凉血、解毒利湿。

（三）散剂

1. 湿毒散

组成：氧化锌、黄柏、青黛、枯矾。共研细末，外用。

功效：收涩，止痒。用于糖尿病足创面创周出现湿疹及皮炎者。

2. 足疡散

组成：三七粉 30g、冰片 30g、琥珀 20g、麝香 15g、珍珠粉 6g、铅丹 6g、玄明粉 20g。敷药时须遵循从远到近，由软到韧，先易后难的原则。将足疡散均匀地撒在溃疡处，以严实地遮盖溃疡为宜，厚约 2mm，不宜太厚，包扎固定，每周换药 1 次，严重者 5 天换药 1 次。

功效：解毒活血，去腐生肌。

3. 肤愈散

组成：大黄、当归、黄连各 50g，络石藤、白芷各 30g，地骨皮 60g，制炉甘石 20g，珍珠粉 10g，冰片 15g。渗出液较多且黄浊者加黄柏、青黛各 25g；渗出液少且清稀者加枯矾 15g；Ⅲ级坏疽者加乳香、没药各 20g。上药烘干研细末，过 80 目筛混合。

功效：清热祛湿，敛疮生肌。

4. 蚓黄散

川黄柏、地龙、血竭按 3∶2∶1 研末（地龙的制备采用纳米技术），消毒后混合，用生理盐水调和成糊状，敷于创面，每日换药 1 次，30 天为 1 个疗程。

功效：清热祛湿，活血生肌。

5. 四虫散

组成：水蛭、虻虫、土鳖虫、地龙以 3∶1∶1∶4 之比例研细末。外敷。

功效：破血解毒，通络止痛。

6. 消疡散

组成：川楝子 3g、乳香 2g、血竭 1g、儿茶 1g、石决明 1g、牡蛎 0.2g、轻粉 0.5g、牛黄 0.1g、珍珠 0.1g、冰片 0.1g、麝香 0.1g。按以上比例共为细末，外敷，用无菌纱布包扎，勿使足部受压，并抬高患肢，3 天换药 1 次，3 周后视创面愈合情况，可改为 5~7 天换药 1 次，至创面愈合。

功效：活血解毒，去腐生肌。

7. 甘石创愈散

组成：炉甘石、血竭、麝香、乳香，覆盖厚度为 1mm，对出血或渗液较多的创面，则覆盖厚度为 2mm，并用无菌纱布包扎，每日或隔日换药一次。

功效：活血祛湿，敛疮生肌。

8. 冰矾炉甘散

组成：冰片、明矾、炉甘石（1∶1∶1 共为细末），适量外敷溃疡局部，覆盖无菌纱块，用绷带包裹，每日换药 1～2 次。

功效：燥湿敛疮。

9. 双黄散

组成：黄柏 60g、大黄 60g、血竭 30g。共研细末，用麻油调敷，晾干患足后外敷，每日 1～2 次，30 日为 1 个疗程。

功效：清热活血，祛湿生肌。

10. 五五丹

组成：升丹、熟石膏各等分。

功效：提脓祛腐，用于脓性分泌物多者。

11. 金创无忧散

组成：三七、血竭、白矾、枯矾、儿茶、珍珠母、煅龙骨、五倍子、白及、无名异、乳香、没药、松香。

功效：活血祛瘀，祛腐敛疮，止血。

12. 蒙脱石散

组成：蒙脱石。

功效：收湿敛干。用于糖尿病足湿性坏疽，或分泌物较多者。

（四）纱条

1. 三黄纱条

组成：黄连 15g、黄柏 15g、姜黄 15g、当归 15g、生地黄 30g、黄蜡 30g、麻油 500g、纱布 100g。足部清创后，用三黄纱条直接敷于疮面，换药 1 次/天。

功效：消炎止痛，生肌长肉。

2. 化管药条

组成：朱砂 15g、雄黄 15g、水银 30g、火硝 120g、白矾 30g，皂矾 18g。

功效：引流中期坏疽。

3. 五黄油纱条

组成：黄芩、黄连、黄柏、大黄、黄芪制成油纱条，外敷治疗糖尿病足溃疡可取得良好效果。

功效：具有消炎止痛，收敛生肌和促进上皮生长的作用。

4. 梅银纱条

组成：乌梅、血竭、川椒、蜈蚣、全蝎等制作。外敷。

功效：收敛生肌。

5. 紫草纱条

组成：紫草、麻油。外敷。

功效：清热利湿，消肿止痛，凉血止血。

（五）酊剂

1. 中药酒浸剂

组成：取生草乌、川芎、紫草各30g，用60%酒精500mL浸泡20天后过滤制成。浸湿无菌纱布外敷疮面。

功效：散寒活血，祛风止痛。

2. 复方三七酊

组成：将三七粉、黄芪粉布包浸泡于75%的酒精10～14天，按《中国药典》1990版"酊剂"浸渍法制备，取出药包，按比例加入冰片及普通胰岛素配置而成，每日涂擦患处4～5次，Ⅲ级以上创面日间擦药后暴露，抬高患肢，夜间包扎。

功效：益气活血，消肿止痛。

3. 红花酊

组成：藏红花、苏木、桂枝、秦艽等，研碎，用75%酒精浸泡3天。

功效：活血祛瘀。

4. 红肿酊

组成：天花粉、黄柏、大黄、姜黄、白芷、厚朴、陈皮、甘草、苍术、天南星。置于90%酒精中浸泡3天。

功效：清热解毒，消肿散结。用于阳证疮疡。

5. 消炎酊

组成：芙蓉叶、黄连、黄芩、黄柏、大黄、泽兰叶，上药共研细末，置于90%酒精中浸泡3天。

功效：解毒消肿，用于阳证疮疡。

二、常用内服方

1. 清养脱疽汤

组成：黄芪、当归、何首乌、蒲公英、泽兰、丹参、黄柏、茵陈、地龙、牛膝、伸筋草。

功效：活血祛瘀，清热解毒。治疗糖尿病足坏死性筋膜炎。

2. 活络效灵丹加味

组成：当归、丹参、乳香、没药、川芎、牛膝、穿山甲、水蛭。

功效：活血通络，化瘀止痛。

若寒象明显，舌淡，苔薄白，脉沉迟者，酌加熟附子、桂枝、党参、黄芪。若血瘀明显，舌质紫黯或有瘀斑，脉弦涩者，酌加鸡血藤、桑寄生、郁金、赤芍药；若热象明显，舌苔黄或腻，脉滑数者，酌加金银花、紫草、黄柏；若亏虚明显，舌淡，脉沉细者，酌加熟地黄、续断、补骨脂、怀山药。

3. 顾步汤

组成：党参、黄芪、金银花、牛膝、石斛、薏苡仁。

功效：大补气血，清热解毒。

4. 桃仁红花煎

组成：丹参、赤芍药、桃仁、红花、香附、延胡索、当归、川芎、青皮、生地黄。

功效：活血化瘀。

5. 四妙勇安汤加减

组成：当归、玄参、赤芍药、牛膝、穿山甲、水蛭。

功效：清热解毒，活血止痛。

6. 糖尿病足方

组成：生黄芪、生地黄、当归、牛膝、莪术、玄参、虎杖。

功效：益气祛瘀活血。

7. 仙方活命饮加减

组成：金银花、皂角刺、乳香、没药、当归尾、天花粉、浙贝母、白芷、赤芍药。

功效：清热解毒，活血化瘀。适用于瘀热互结型糖尿病足者。

8. 消疽汤

组成：黄芪、人参、石斛、玄参、白芍药、当归、丹参、牛膝、金银花、连翘、苦地丁、白花蛇舌草。

功效：益气养阴，清热解毒。

9. 托里消毒散加减

组成：金银花、黄芪、苦地丁、川芎、天花粉、生地黄、麦门冬、白芷、玄参、牛膝、黄柏、皂角刺。

功效：消肿，溃脓，生肌。

10. 消疽 1 号方

组成：黄芪、人参、石斛、玄参、当归、牛膝、丹参、金银花、苦地丁、连翘、白芍药、白花蛇舌草。

功效：益气养阴，和营解毒。适用于气阴两虚型。

11. 消疽 2 号方

组成：知母、玄参、黄芩、萆薢、桃仁、红花、当归、牛膝、金银花、白花蛇舌草、连翘、苦地丁。

功效：清热祛湿，和营解毒。适用于湿热毒盛型。

12. 消疽 3 号方

组成：黄芪、当归、川芎、赤芍药、生地黄、皂角刺、人参、白术、茯苓、肉桂、苦地丁、金银花、连翘、甘草。

功效：益气养血，和营解毒。适用于气血两虚型。

13. 化浊降糖方

组成：苍术、薏苡仁、白花蛇舌草、鹿含草、石菖蒲、黄芩、金银花、苦丁茶、厚朴、白术、茯苓、姜半夏、陈皮、苏梗、砂仁、黄柏。

功效：健脾化浊，清热解毒。

14. 活血通络汤

组成：黄芪、党参、桃仁、红花、川芎、香附、当归、地龙、没药、路路通。

腹胀不思饮食者加茯苓、木香、砂仁；腰膝酸软、耳鸣者加熟地黄、山茱萸、狗脊；四肢浮肿者加车前子、泽泻；失眠多梦者加酸枣仁、远志。

功效：活血通络。

15. 温阳通脉汤

组成：黄芪、桃仁、附子、桂枝、当归尾、玄参、牛膝、水蛭、炮山甲、蜈蚣、天葵子、苏木。

功效：温阳补肾，祛寒通络。

16. 解毒通脉汤

组成：银花、连翘、玄参、苍术、黄柏、黄芪、桃仁、赤芍、土茯苓、薏苡仁、水蛭、全蝎。

功效：清热解毒，活血化瘀。

17. 归花通络汤

组成：黄花、黄精、䗪虫、当归尾、桂枝。随证加减。

功效：调补阴阳，温经和血。

18. 糖尿病足 1 号方

组成：生黄芪、山萸肉、地龙、丹参、苍术、玄参、知母、桑螵蛸、茯苓、当归、白芍、生地黄、丹皮、枸杞、益母草、肉桂。

功效：滋阴清热，活血化瘀。用于糖尿病足阴虚火盛血瘀型。

19. 糖尿病足 2 号方

组成：生黄芪、党参、白术、地骨皮、牛膝、茯苓、三七、白芍、山萸肉、山药、赤芍、川芎、延胡索、蕲蛇、僵蚕、黄连。

功效：益气活血通络。用于糖尿病足气虚血瘀型。

20. 糖尿病足 3 号方

组成：生黄芪、丹参、益母草、山药、芡实、熟地黄、菟丝子、焦白术、干晒参、三棱、当归、白芍、苍术、附子、肉桂。

功效：益气补阳，活血通络。用于糖尿病足阳虚血瘀型。

21. 解毒化瘀汤

组成：大黄、黄连、金银花、连翘、桃仁、赤芍药、壁虎、地龙、穿山甲、水蛭、全蝎、延胡索、红花、丹参、当归、川芎、蜈蚣。

功效：解毒化瘀。

22. 糖尿病足汤

组成：桂枝、细辛、黄芪、当归、牛膝、鸡血藤、金银花、玄参、水蛭、全蝎、蜈蚣（大）。

功效：通脉散寒，活血解毒。

热盛者加蒲公英、紫花地丁、白芷；阳虚寒凝者加炮姜、鹿角霜、麻黄；气阴两虚者加太子参、怀山药、枸杞子；血瘀甚者加三七粉（冲）、三棱。

内服中成药：

1. 糖尿病足康水丸

组成：西洋参、黄芪、丹参、穿山甲、紫花地丁、知母等。

功效：益气养阴，活血化瘀，托腐生肌，清热解毒。

2. 抗栓通络丸

组成：淫羊藿、白芍、地龙、水蛭、僵蚕、壁虎、何首乌、鸡血藤、土鳖虫、蝉衣、金银花。

功效：清热解毒，破血逐瘀。

3. 脉炎冲剂

组成：党参、黄芪、丹参、当归、甘草、白芍药、牛膝、金银花、黄柏、茵陈、生地黄、山药、川芎。

功效：益气养血，清热活血。

4. 血脉通胶囊

组成：水蛭、地龙、金银花、连翘、牛膝、赤芍药。

功效：清热解毒，活血通络。

5. 复荣通脉胶囊

组成：由水蛭、地龙、全蝎、葛根、玄参、穿山甲、黄芪、牛膝、甘草等组成。

功效：活血祛瘀，益气养阴。

6. 愈足胶囊

组成：三七、血竭、延胡索、蜈蚣、丹参、自然铜、大黄、当归、川芎、白芍药、鹿角胶、龟甲胶、黄精、黄芪、杜仲、牛膝、肉桂等。

功效：益气养阴，活血通络。

（邢鹏超　曹烨民）

第四章

糖尿病下肢病变理论与实验研究

第一节　糖尿病下肢病变的分类、病因、病机、辨证相关研究

一、糖尿病下肢病变分类的研究

（一）糖尿病足西医分类、分级

西医根据糖尿病足的不同病理改变和性质进行分类：

1. 糖尿病足溃疡性质分类　糖尿病足溃疡可按照病变性质分为神经性溃疡、缺血性溃疡和混合性溃疡。

神经性溃疡：神经病变在病因上起主要作用，血液循环良好。足溃疡发生的部位多见于前足底，常为反复遭到机械压力所致，由于周围神经病变引起的保护性感觉消失，患者不能感觉这种异常的压力变化，不能采取一些保护措施，发生溃疡后并发感染，这种病足通常是温暖的、麻木的，痛觉不明显，足部动脉搏动良好。溃疡不易愈合，最后发生坏疽。

缺血性溃疡：肢端缺血征明显，如趾跖苍白、发绀，单个或多个趾端逐渐瘀黑，干性坏死；伴间歇性跛行、静息痛剧烈。单纯缺血所致的足溃疡临床较少见，多合并神经病变。

神经-缺血混合性溃疡：同时有周围神经病变和周围血管病变，两者临床表现可同时出现，足边缘、足底或足趾有溃疡和坏疽，溃疡呈干性，或者干湿夹杂，足部温度降低，可伴有疼痛或疼痛不明显，足背动脉波动消失。

2. 糖尿病足坏疽性质分类　根据肢端坏疽的性质及临床表现可分为湿性坏疽、干性坏疽和混合性坏疽三种临床类型。

湿性坏疽：糖尿病湿性坏疽较多，多发生于较年轻的糖尿病人，是由于肢端的动、静脉血流同时受阻，出现循环与微循环障碍所致，常伴有周

围神经病变、皮肤损伤、感染化脓。病灶轻重不一，可有浅表溃疡或严重坏疽。局部常有红、肿、热、痛，出现功能障碍，严重时多伴有全身不适或毒血症、菌血症等临床表现。

干性坏疽：糖尿病患者干性坏疽较少见，多见于老年糖尿病人，多发生在肢端动脉及小动脉粥样硬化，血管腔狭窄或动脉血栓形成，致使血管腔阻塞，血流逐渐或骤然中断。但静脉血流仍然畅通，造成局部组织液减少，导致血流中断的远端肢体发生不同程度的干性坏疽，其坏疽的程度与血管阻塞的部位和程度相关。

混合性坏疽：糖尿病患者混合性坏疽较干性坏疽稍多，常见于 2 型糖尿病患者，多见于肢端的某一部位动脉或静脉阻塞，血流不畅合并感染所致。混合性坏疽是湿性坏疽和干性坏疽的病灶同时发生在同一肢端的不同部位。一般病情较重，坏疽面积较大，常波及大部或全部手足。感染重时可有全身不适、体温及白细胞增高、毒血症或败血症发生。肢端干性坏疽时，常并发其他部位的血管闭塞，如脑梗死、冠心病等。

（二）糖尿病下肢病变中医分类

1. 奚九一糖尿病下肢病变分类法　四大类型常分为 12 个症。

（1）皮肤变性皮损型

①水疱症；

②湿糜/浅溃疡症；

③皲裂/鳞痂症；

④跖疣性溃疡症；

⑤趾丫甲癣症。

（2）奚氏肌腱筋膜变性坏死型（筋疽）

1）急性发作期：初期患足趾炎肿，或呈实性巨趾、巨跖性肿胀，张力较高，无波动感；局部色红、灼热，逐渐皮下积液，波动感增强，切开或破溃后，大量稀薄棕褐色、秽臭液体溢出，创面及周围组织红肿。

病情发展急骤，有明显炎症反应，可迅速蔓延全足及小腿。

高年有心、脑、肾等并发症者，可危及生命。

2）好转恢复期：经中西药治疗后，局部坏死肌腱清除，肿胀消退，肉芽生长，色泽红润，创面、窦道逐渐愈合。

血管闭塞缺血性坏死型（脱疽）：有微血管、大中血管闭塞两种类型。

①趾端浅瘀症——皮肤毛细血管痉挛、郁血性迂滞

较少见。两足趾对称性或多个趾面，散见细小花絮状紫纹或浅瘀色，指压可退色，但回流缓慢，渐呈茧壳状分离脱落。如无继发感染，一般不致形成溃疡。趾体与前跖可无发绀，可有郁积性刺痛，大多尚能缓慢步行。

胫后及足背动脉搏动减弱或正常，抬高苍白试验阴性或弱阳性；皮肤浅表紫纹早期有可逆性。

②肢体血管闭塞坏死症——大、中血管硬化狭窄、闭塞

较常见。肢端缺血征明显，如趾跖苍白、发绀，单个或多个趾端逐渐瘀黑，呈上行性干性坏死伴感染，发展较快；伴间歇性跛行、静息痛剧烈。

颈动脉及腹主动脉、股动脉可听到吹风样杂音，足背及胫后动脉搏动消失，抬高苍白试验：强阳性/5～10秒。

（3）末梢神经变性麻痹型

①寒痹症——寒痹

较多见。足趾、跖踝麻木或刺痛、发凉，对称性双足感觉障碍，或有单个肢体疼痛感觉明显者，患足掌踏地均有踩棉絮感，少数有"肢冷"，入夏尚穿棉袄，下寒及于足，上寒及于膝股者。

足背动脉及胫后动脉搏动存在。

②灼热性肢痛症——热痹

较少见。患肢有烧灼性疼痛，或伴放射痛，夜甚，肢体触觉敏感。

肢端无明显缺血体征。足背动脉、胫后动脉搏动较为亢进有力。

（4）趾跖骨变性萎缩型

①趾骨萎缩症——骨萎寒证

极少见。高年趾骨吸收，萎缩畸形，肢端怕冷。

足背动脉、胫后动脉搏动存在，无明显缺血体征。

②趾骨骨髓炎症——骨痹热证

较常见。多由糖尿病足坏疽感染引起趾骨骨髓炎。

上述四大类型常分 12 个症，可单独或同时并见或相继发生，但多以某一种病理改变为主。

2. 杨博华等分类　杨博华等将糖尿病足分为两类。

（1）缺血性糖尿病足：为糖尿病合并动脉粥样硬化，且以动脉硬化病理变化为主。此类糖尿病足患者的症状以下肢缺血症状为主要表现，如下肢发凉、麻木，皮肤营养状况较差，下肢远端动脉搏动减弱或消失。

（2）非缺血性糖尿病足：临床表现不以下肢缺血症状为主，相反，下肢及下肢远端并无缺血表现，而且足背动脉及胫后动脉搏动良好。这类糖尿病足发病迅速，进展迅猛，往往因足部的较小外伤，如修剪趾甲或鞋摩擦等造成的轻微外伤，而引起足部的较小破溃，但坏死往往一发不可收拾，迅速波及整个足部甚至小腿，症状以患肢红肿、破溃、坏死、脓性分泌物较多为主，疼痛并不明显，但全身感染中毒症状明显，常伴有高热、神昏、白细胞升高、白蛋白降低等一系列症状。

根据临床观察发现，缺血性糖尿病足治疗比较困难，病程较长，溃疡较难愈合。随着患肢血供的改善，坏死溃疡才逐渐好转愈合。而非缺血性的糖尿病足，虽然病势较猛，但患肢并不缺血，故治疗比较容易，只要治疗原则正确，便可获得显著疗效。

二、中医证候的研究

1. 糖尿病足证群调查及证型研究　观察病例选自北京中医医院，共计236 例。

糖尿病诊断标准参照世界卫生组织（WHO）与国际糖尿病联盟（IDF）1999 年修订后的标准执行，糖尿病足诊断标准参考中华医学会糖尿病学会第一届全国糖尿病足学术会议拟定的标准，中医辨证标准参考中华中医药学会糖尿病专业委员会制定的辨证标准、中华人民共和国中医药行业标准中消渴及脱疽辨证标准，以及中药新药临床研究指导原则。按所设计的临床病例观察表，对每位被观察者进行逐项记录。待全部观察结束后，统计出每一症状出现的频率，筛查出糖尿病足的临床常见症状。依局部、全身情况及客观检查分别进行汇总，据所参考辨证标准及临床实际，归纳出糖尿病足的临床常见证候，并对其进行深入分析。

结果显示：236 例患者中，男性略多于女性，以单侧病变为主。发病年龄最小为 40 岁，以 60～80 岁年龄段居多，占 74.6%。从病变部位来看，涉及全足，其中趾端、趾间、足底及足跟为多，可能与挤压和承重有关。从病程来看，以 5～20 年者占绝对多数。发生于足部的明显多于肢体。就此病而言，病位相对确定，多局限于局部，但也有少数以全身不适而就诊者。诱因中，足癣首当其冲，其次足畸形、胼胝、糜烂、磨擦伤、修剪不慎致伤、烫伤等也占有一定比例，也有不明原因而发生者，占 69 例，引起糖尿病足的原因是多方面的，既有体内的因素，也有外来因素的影响。

本组 236 例患者（280 条患病肢体）中，患肢足背、胫后及腘动脉搏动消失或减弱者分别占 90.3%、86.9% 和 73.7%，间歇跛行占 78.4%，可见血管病变在糖尿病足中占有很大比例，这其中又以肢体末端缺血症状尤为突出。糖尿病足患者以口唇色暗（95.3%）、面色萎黄苍白（91.9%）、夜尿多（88.9%）、神疲懒言（88.1%）等表现最为常见，这与糖尿病脾气不足、肾精虚衰密切相关，由此而见，糖尿病足多发于糖尿病后期。另外，统计也显示，口干咽燥（86.4%）、肢体麻木（83.1%）、形体消瘦（80.9%）、失眠健忘（79.2%）、手足畏寒（78.4%）、便干（72.5%）、皮肤干燥脱屑（59.3%）、腰膝酸软（57.6%）、头身困重（56.4%）等症状也占有相当比例，说明气血两虚在本病的发生、发展过程中亦起到了重要的作用。舌质以淡暗红为主，舌苔以白苔、薄黄、少苔为主，脉多表现为沉细，由此可见，糖尿病足同糖尿病其他并发症一样既有本虚的因素，又有标实的存在，本虚以气血两虚、肾精虚衰为主；而标实则以瘀血阻络、湿热蕴结为主。

综上所述，以局部辨证为主、辅以整体辨证，衷中参西，将糖尿病足分为以下三期五型。

（1）未溃期

①肝肾阴虚，筋脉失养。主证：肢体沉重，双足麻木，行走如踩棉，

肌肉萎缩，皮肤粗糙皲裂，少汗。足温异常，灼热或灼痛，喜凉怕热。兼证：两目干涩，腰腿酸软，形体消瘦。舌红少苔脉细。

②气虚血瘀，脉络阻滞。主证：患肢步履不利，久行则痛剧，稍歇则痛缓（间歇性跛行），足温低，肤色紫暗，毳毛脱落，趾痛难眠。兼证：口唇紫暗，气短乏力。舌淡苔薄黄，脉沉细。

（2）已溃期

①阴虚湿热，肉腐成脓。主证：肢端红肿溃烂，渗出较多，恶臭，创面界限不清，腐肉不脱，疼痛剧烈，创周红肿，皮色紫暗。兼证：口干咽燥，心烦易怒。舌质红，苔黄或黄腻，脉细数。

②脾肾阳虚，腱枯骨损。主证：肢体麻木、怕凉，患肢皮肤干燥，患足或趾变黑，肌腱坏死，腐骨外露，创面灰白色，分泌物清稀，或如粉浆，或干涸，色紫暗。兼证：面色苍白或萎黄，手足畏寒，大便干燥或溏薄不定，夜尿多。舌淡苔白，脉沉细无力。

（3）溃后期

气血阴阳俱虚。主证：足部创面经蚕食清创后，坏死组织脱落较慢，创面无明显肉芽颗粒生长，创面肉芽色淡不鲜，渗出少，创周红肿已消，疼痛减轻，足部皮肤色紫暗。兼证：面容憔悴，少气懒言。舌淡暗苔白，脉细无力。

2. 糖尿病足不同证型的病理学变化特点　由天津医科大学代谢病医院、天津中医药大学、天津中医药大学第一附属医院完成。将糖尿病足患者按中医辨证分为气血两虚瘀阻证、脉络血瘀证、脉络瘀热证、脉络热毒证和气阴两虚瘀阻证，分别对截肢肢体进行病理形态学观察、分析。

结果显示：32 例患者中医各证型分布：气血两虚瘀阻组 10 例（31.25%），脉络瘀热组 10 例（31.25%），气阴两虚瘀阻组 4 例（12.5%），脉络热毒组 8 例（25.0%）。

血管改变：脉络热毒证截肢动脉除动脉粥样硬化外，其血管周围及血管全层均呈慢性炎性改变，主要以淋巴细胞浸润、内膜斑块处有炎性肉芽组织增生并机化造成血管完全或不完全闭塞为特征，肌间小动脉周围有慢性炎性细胞浸润，其中严重的动脉中膜钙化及平滑肌细胞萎缩、变性、坏死，使中膜变薄。

脉络瘀热证截肢动脉以中膜钙化、平滑肌细胞萎缩变性坏死及胶原纤维增多为特点，炎性改变不明显，较热毒证组明显减轻，内膜粥样斑块形成、弥漫性纤维性增厚，其中部分内膜平均厚度超过中膜 2~3 倍，并使管腔闭塞。

气血两虚血瘀证以中膜钙化、平滑肌细胞减少、胶原纤维增生明显，内膜呈粥样斑块，炎性改变不明显。

气阴两虚瘀阻证病理改变基本与脉络热毒证形态相似，以内膜炎症改变为主。

（1）神经改变：各证型均见神经束膜下水肿，不同程度的有髓神经纤维髓鞘变性或消失，轴索变性；脉络热毒证可见到神经的营养血管，特别是小动脉和毛细血管的基底膜增厚，血管内皮细胞增生，血管管腔变窄；气阴两虚瘀阻证有 3 例横切面见到有"洋葱"样增生；气血两虚瘀阻证见神经纤维数量减少，有部分神经前角细胞萎缩。

（2）骨骼肌：各证型骨骼肌内均可见小血管基底膜增厚，内皮细胞增生，导致微血管管径缩小，血管内膜粗糙，并且有的有微血栓形成。各证型间没有显著性差异。

3. 糖尿病足不同证型血管细胞核增殖相关抗原（Ki67）表达差异　对 32 例截肢的糖尿病足患者按中医辨证分为气血两虚瘀阻证、脉络瘀热证、脉络热毒证和气阴两虚瘀阻证，分别对截肢肢体的胫后动脉应用免疫组化法进行细胞核增殖相关抗原的表达观察、分析，探讨糖尿病足中医辨证分型与血管细胞核增殖相关抗原的表达差异。Ki67 抗原为细胞核内与细胞分裂增殖相关的蛋白抗原，分子量为 345kD 和 395kD，其编码基因位于第 10 号染色体上。Ki67 的表达出现于 G1 中期到晚期，S 期和 G2 期逐渐增加，有丝分裂期达到高峰，分裂后迅速降解或丢失抗原决定簇，到 G0 期则不表达，半衰期为 1 小时或更短。有人认为它可能是具有蛋白结合特性的重要结构，在有丝分裂中起着维持 DNA 规则结构的重要作用，是一个反映细胞增殖的敏感指标。

　　结果显示：在糖尿病足的不同辨证分型中气血两虚瘀阻证、脉络热毒证、脉络瘀热证、气阴两虚瘀阻证中 Ki67 表达均呈阳性；在脉络热毒证中表达最强，气血两虚瘀阻证中表达最弱，二者相比具有显著性差异（$P < 0.05$）。根据 Ki67 阳性指数可以判断细胞增殖的活性，指明细胞增殖与糖尿病足动脉病变的关系。在糖尿病足的不同辨证分型中动脉的硬化闭塞程度由轻到重依次是脉络热毒证、气阴两虚瘀阻证、脉络瘀热证、气血两虚瘀阻证。Ki67 的阳性表达与糖尿病足动脉硬化闭塞程度呈负相关。而在通过对 32 例糖尿病足截肢的动脉进行病理学观察的过程中发现，糖尿病足血管病变主要体现在中动脉的病理学变化中，其中脉络热毒、气阴两虚瘀阻两证型以动脉周围及全层的炎症性改变为主；脉络瘀热证、气血两虚瘀阻证以中膜钙化、平滑肌细胞萎缩、变性、坏死及胶原纤维增多及内膜粥样斑块形成为主，炎症表现不明显；而 Ki67 的阳性指数与血管炎症病变程度呈正相关。这说明炎症在糖尿病大血管病变过程中起了重要作用，特别是对脉络热毒证、气阴两虚瘀阻证两型，这对临床具有重要的指导意义。

　　4. 糖尿病足不同辨证分型 RAGE、TNF－β 基因表达　对 32 例糖尿病足患者最为常见的气阴两虚瘀阻、气血两虚瘀阻、脉络热毒三种证型，以截肢的肌肉组织为标本，并以正常截肢患者的标本为对照，制备 RNA，并逆转录，实时荧光定量 PCR 技术分析终末糖基化产物受体（RAGE）、TNF－β 的含量，检测不同中医辨证分型的糖尿病足患者截肢标本中 RAGE、TNF－β 基因表达，以探讨其在糖尿病足发病中的作用，并分析其在不同证型间的关联性。

　　终末糖基化产物受体（RAGE）是一种膜蛋白，属于免疫球蛋白家族，在单核巨噬细胞、血管内皮细胞、肾系膜细胞、神经细胞及平滑肌细胞等细胞中普遍表达。RAGE 作为信号转导受体介导糖基化终末产物（AGEs）和其配体在细胞表面结合，激活细胞内多种信号转导机制，在糖尿病慢性并发症发生中起重要作用。和其他受体不同，RAGE 的作用并非清除体内的 AGEs，而是介导并放大了细胞对 AGE 的大部分应答反应。AGEs 与 RAGE 结合可以引发多种效应，可以激活某些关键的细胞信号传导途径，如 NF – κB 途径、转录激活因子（JAK – STAT）途径等，从而诱导多种氧自由基以及细胞因子，如促凝血因子、内皮素 – 1、血管细胞黏附分子 – 1（VCAM – 1）、单核细胞趋化蛋白 – 1（MCP – 1）、IL – 6、TNF – α、VEGF、TGF – β、IGF – 1 等的产生，从而引起血管内皮损伤、血流动力学和血液流变学异常、细胞基质异常增生以及新生血管形成等一系列病理变化，持续性的慢性炎症反应阻碍了细胞外基质的沉积、塑型及伤口愈合。研究结果显示：RAGE 值在各证型组之间无统计学意义，但与正常组相比，均有统计学意义（$P < 0.05$）。本实验中两种证型与正常组相比呈高水平表达，可能是糖尿病足难愈的因素之一。

　　TNF – β 是成纤维细胞的强效趋化因子，可以通过旁分泌和自分泌直接或间接、单独或协同、同时或不同时相作用于炎症及修复细胞，产生细胞的趋化性迁移、增生分化，细胞外基质合成及分泌三类重要的生物学效应。TNF – β 可直接作用于成纤维细胞对细胞外基的蛋白合成，体外低浓度的TNF – β 既可刺激成纤维细胞合成大量胶原基质，又可作用于单核 – 巨噬细胞、内皮细胞和肥大细胞等，通过这些细胞对成纤维细胞的影响而发挥作用。同时 TNF – β 的作用还在于可以增强如纤维结合蛋白及其受体，各类胶原和蛋白酶抑制剂等细胞外基质的基因表达，可增强成纤维细胞对胶原基质的收缩，并引起结缔组织的收缩。在创面愈合细胞基质的形成和重塑阶段，TGF – β 对胶原的合成和降解以及肉芽组织被结缔组织取代的过程中起着重要的调节作用。此外 TNF – β 是刺激创面肉芽组织形成最有效的细胞因子，而这一诱生过程是可逆的，对表皮创面愈合有明显促愈作用，可增加伤口组织抗张强度和促使新血管再生，在体内实验中显示出的诱导血管再生作用，这一作用可能与 TNF – β 刺激某些血管生长因子分泌，而间接影响血管生长有关。TNF – β 值各证型组间及证型与正常对照组间，均无统计学意义，但与正常组相比呈现较低水平。本实验中两个证型组 TNF – β 表达与正常对照组无统计学意义，与国内外的报道似有不符，但他们所检测的时间多在糖尿病足溃疡发生的较早阶段，而本实验的标本均在糖尿病溃疡发生的较长时间，可能与机体在长期的溃疡状态下应激性地刺激机体产生

TNF – β 有关，或者其他可能的原因尚需进一步深入探讨。

本实验从分子层面部分解释了糖尿病足患者疮面难愈，最终导致截肢的部分病理机制，其他可能的机制仍需要进一步的探讨。两个指标在三种中医辨证分型之间没有统计学意义，可以认为在截肢这一糖尿病并发症的严重阶段没有关联性。

5. 糖尿病足患者局部经皮氧分压与中医辨证的对比分析 首都医科大学附属北京中医医院外科将 120 例患者根据中医外科局部辨证分期法则，分为未溃期、已溃期和溃后期，再根据局部表现将各期分型与患者局部经皮氧分压结果进行相关性分析。

经皮氧分压（$TcPO_2$）的测定：应用某激光多普勒微循环检测仪检测。选择距创面最近的完整皮肤并避开角化层，矫正数值后将探头置于所选区域测量经皮氧分压。分析方法：将 3 组患者测定经皮氧分压后，以 5mmHg 为跨度分别做出频数表并描记图形，根据图表与辨证分型进行对比分析。

研究结果显示，在糖尿病足创面的不同发展阶段中，其辨证分型不同，经皮氧分压也有不同；而经皮氧分压在各分期中不同的数据集中区域患者的辨证分型基本相同。由此可以看出，糖尿病足患者下肢微循环的变化与其中医辨证分型有较密切的关系，但与创面分期的关系并不大。如未溃期患者中肝肾阴虚、筋脉失养证患者的症状组有较明显的糖尿病足神经病变症状，而缺血症状相对较轻；气虚血瘀、脉络阻滞证型的症状组有较明显的缺血和微循环障碍的症状。在经皮氧分压检测中前者数值明显高于后者的检测数值，两者都低于正常值。已溃期患者不同分型的经皮氧分压数值的高低，与分型的症状组所反映的缺血情况也是相同的。可见证型与 $TcPO_2$ 存在明显的对应关系。

但是将 3 组患者经皮氧分压数值作对比并没有明显差异，因为每一组患者存在不同的证型，$TcPO_2$ 的数值是分散的，不能体现出差异。鉴于 $TcPO_2$ 与辨证分型之间的明显对应关系，是否可以作为辨证分型的一个辅助客观指标，是一个值得进一步深入研究的问题。

第二节　糖尿病足肌腱变性坏死症
——筋疽诊断的相关研究

一、概要

"糖尿病足肌腱变性坏死症——筋疽"这一新的病理类型和中医病名由奚九一于1987年首先提出，高血糖致足部肌腱变性坏死是糖尿病足坏疽的又一主要发病因素，他认为糖尿病足筋疽是糖尿病足的一个最常见的病理类型。此种类型患者一般存在糖尿病史，但无明显缺血症状，但患足屈伸肌腱等处往往出现局限性肿胀，后期呈炎性反应，潮红、灼热，中心部分出现皮损坏死，渗出脓血性分泌物，多伴腐败性秽臭气，甚至形成单腔性溃疡或多个穿通性溃疡。需要注意的是，深部坏死组织可见不同程度的肌腱变性现象，如深部肌腱失去光泽呈苍灰色、弹性减退、水肿增粗，全身可有高热、恶心呕吐等中毒症状。

临床特点：

局部：红、肿、热——无明显缺血体征，肌腱肿胀变性坏死。

全身：表现为"三高、三低"（表4-1）。

表4-1　"三高、三低"表

三高	三低
高血糖	低红细胞
高白细胞	低血红蛋白
高血沉	低白蛋白

二、临床分型法

根据筋疽局部坏死与全身症状，综合病情轻重，分列三个不同的临床程度类型，作为治疗及疗效考核依据。

1. 轻型筋疽

局部：足趾肿胀或溃破，限于趾体，未及趾跖关节，无严重感染，无缺血征（如发绀、苍白、静息痛等）。

全身：无严重并发症（如高热、电解质紊乱、贫血、低蛋白血症等），无重要器官（心、脑、肝、肾等）损害。

2. 中型筋疽

局部：患足肿胀坏死，累及趾跖关节或达前跖 1/2，伴有明显感染、肿胀，无明显缺血征。

全身：可伴有发热、轻度贫血、低蛋白血症，或有一个重要脏器损害，但无急性功能衰竭者。

3. 重型筋疽

局部：患足坏死范围超过前半跖、踝腓段，局部高度巨趾、巨跖性肿胀、灼热，伴秽臭气，或有多个穿通性溃疡。

全身：伴有高热、贫血、电解质紊乱、重度低蛋白血症或有胸腹水，或有 2 个以上重要脏器损害，尚未出现急性功能衰竭者。

三、中医理论基础与发展

中医并无糖尿病足病名，一般认为糖尿病足坏疽与中医"脱疽""脉络瘀阻"相同，因此，在整个论治过程中，总以活血化瘀贯穿始终。奚九一在"血瘀"病理基础上，发展出了"因邪致瘀"的发病观点。提出了"分病辨邪、分期辨证、祛邪为先"的原则，并以其指导临床，获得了较好的疗效。

关于糖尿病足筋疽的发病，奚氏认为，本病从临床症状分析，局部主要表现为潮红、灼热、患部呈巨形肿胀、足的趾、跖、踝、小腿等部位的肌腱、筋膜，发生变性、坏死、分解腐败，并继发感染。湿性坏死，患足足背动脉搏动存在，血供良好，肢端无明显缺血征象，坏疽始终不发生缺血性的干性坏死现象。多伴有持续高血糖及低蛋白血症，易并发心、脑、肾等并发症，可危及生命。

上述表现与中医血瘀征象完全不同。而其表现恰是一派湿热、毒热性的"阳证""热证"证候。奚氏认为糖尿病足坏疽的主要矛盾在于：①患者多为年老之人，久患"消渴"，肝肾之阴虚甚，阴虚不养筋腱，筋腱亏虚，易于感邪、留邪。②消渴之人全身津血甘甜，最易碍脾生湿，加之久消气虚，无力化湿，使湿邪内生，注之于下。③甘甜太过，反侮肝木，使肝木更虚，无力主筋，湿邪乘虚结于经筋。加之患者久立、久行，伤及经筋，因此发为筋疽。以上为筋疽发病之内因。④本病诱因：足部位于人体之最下，易为外湿所犯，也最易感受真菌等毒邪，加之足部最易因修脚、久行、穿鞋不适等遭受外伤，成为筋疽诱发、激发之外因。内外湿毒之邪蕴阻经筋，致使胶原组织肿胀，肌腱水肿、变性，若湿邪蕴久，化为湿热、毒热，可导致肌腱组织腐败、坏死，并影响周围组织而成坏疽。

基于上述原因，奚氏认为，在糖尿病足筋疽的治疗上，不必使用活血化瘀之品，在急性发作期，湿热、毒热壅盛之时，使用清法，内服清热解毒利湿药物，外治清除变性坏死肌腱，可以迅速阻止病因，并取得良好效果。在慢性缓解期，则应使用养法，益气养阴，除消润筋，以加速愈合，防止复发。经大量临床验证，此法获得了较好的效果。

四、临床及实验病理组织学研究

糖尿病足肌腱变性坏死症表现为，肌腱组织早期光亮度下降，呈乳白色，柔韧性下降；中期光泽度进一步下降，呈灰白色，质地变软，增肿增粗；晚期肌腱组织腐败、色泽灰暗，质地易碎，状似面条，远端肌腱组织呈帚状。

光镜下可见：肌腱胶原组织结构紊乱、疏松，失去正常排列，腱细胞数明显减少。PAS染色呈强阳性。部分区域可见大量炎性细胞浸润，微动脉和毛细血管管壁有所增厚，但仍通畅，神经有不同程度的损害。电镜超微结构改变观察：糖尿病足肌腱变性坏死症（筋疽）组可见到大量肿胀变性的胶原纤维，排列紊乱，很难找到排列整齐、横纹清晰的纤维，或可见胶原纤维溶解现象，同时还可见到不同程度损害的腱细胞。轻度损害可见细胞器发达，内质网扩张，微丝较多见；中度损害可见细胞核高度固缩、边集，细胞质明显减少，或出现大量凋亡小体；重度损害可见细胞膜破裂，大量细胞器外溢。说明不同的病变程度可使腱细胞出现应激性的活跃、凋亡和坏死等不同程度的病理损害。病变区可见吞噬活跃的炎性细胞，但是微血管仍通畅。而缺血性肌腱对比发现其组织结构完整，排列整齐，PAS染色呈弱阳性，但微动脉阻塞，毛细血管基底膜增厚，内皮损伤严重或管腔阻塞。因此可得出结论，糖尿病足肌腱变性坏死症肌腱的病理损害有着特异性的病理改变，与缺血性原因导致肌腱的损害完全不同。

实验研究发现，糖尿病状态可使大鼠的肌腱组织产生明显的病理改变，如肌腱组织结构紊乱，胶原纤维肿胀、融合，间隙明显增宽，局部大量炎性细胞聚集，腱细胞肿胀，或者腱细胞核高度固缩、边集，细胞质减少，内质网、线粒体等细胞器数量亦减少，空泡变性。血管、神经的病理损害却并不十分严重，这些病理损害与糖尿病足病人肌腱组织的改变非常相近，但程度略轻。

五、糖尿病足肌腱变性坏死症发病机制研究

研究发现，糖尿病足肌腱变性坏死症与非酶促糖基化反应、多元醇途径激活及氧化应激等有密切关系。

（一）非酶促糖基化反应

假说基础：非酶促糖基化反应，是指在无须酶的参与下，葡萄糖和蛋白质氨基酸结合的反应。最终形成非酶促糖基化终末产物（AGE）。一般认为AGE的生成受三个因素影响。一是受血糖的影响，血糖中度升高即可显著增加AGE的生成；二是蛋白质与高浓度糖接触的时间；三是蛋白质的半衰期，蛋白质的半衰期越长，AGE的积聚越明显。肌腱的胶原蛋白即长寿命蛋白质，也是AGE产生的主要场所。虽然它形成的速度很慢，但由于它的不可逆性，即使机体高血糖被纠正，AGE水平亦不能恢复到正常，而是继续在组织的整个存活期中累积，严重干扰了正常组织的功能，甚者导致

组织变性、坏死。因此，富含胶原的肌腱组织是糖尿病慢性并发症的好发部位。

另外，AGE 发挥作用的一个重要途径，就是通过与内皮细胞、单核巨噬细胞等细胞膜上的特异性受体结合，引起细胞因子、激素、氧自由基等可溶性信号物质改变，导致多种蛋白质基因表达水平的变化。

AGE 和 RAGE 结合后可以引发氧化应激；AGE 还对单核细胞有选择性趋化作用，可引起单核细胞穿过正常的内皮细胞层到达 AGE 注入地点；AGE 蛋白与其巨噬细胞受体结合后，可引起肿瘤坏死因子（TNF）、白细胞介素 1（IL－1）及其他细胞活性因子的释放，并再作用于各种不同类型的细胞，从而引起降解与合成或增殖反应。如 TNF、IL－1 等结合于间叶细胞后，可释放多种细胞外水解酶，如胶原酶等而引起降解反应。

研究结果提示：非酶促糖基化反应与糖尿病足筋疽的发病相关。

（二）糖尿病足筋疽与多元醇途径激活

假说基础：醛糖还原酶（AR）是多元醇通道中最重要的酶，可将葡萄糖还原为山梨醇，山梨醇可通过山梨醇脱氢酶在辅酶 I（NAD$^+$）的参与下氧化为果糖。在正常情况下这个反应处于一个平衡状态，当糖尿病时细胞内葡萄糖浓度增高，AR 活力增强，致使平衡遭到破坏，而导致山梨醇增多和积累，细胞内渗透压显著升高，细胞水肿，产生糖尿病慢性并发症。另外，高血糖激活 AR，使还原型辅酶 II（NADPH）的消耗增加，导致细胞内氧化还原失去平衡，并使清除自由基能力下降，蛋白合成减少；肌醇生成因此受抑，并影响磷脂酰肌醇的代谢，致使磷脂酰肌醇二磷酸转变成三磷酸肌醇不足，胞内 Ca^{2+} 浓度减低和蛋白激酶不能充分激活，ATP 酶活性下降，由于这些原因可导致组织损伤、功能障碍，并产生慢性并发症。

研究结果提示：糖尿病大鼠肌腱组织 AR 活力有增高的趋势。

（三）糖尿病足筋疽与氧化应激

假说基础：糖尿病情况下，机体内抗氧化物质如 SOD 活性降低，明显削弱了机体清除自由基的能力，一旦自由基增多，便可作为直接损伤因子作用于实质细胞和间质，并引起相关组织在结构和功能上的损害，从而导致病变出现。

研究结果提示：肌腱组织清除自由基的能力下降，氧化应激增强。

第三节　糖尿病足溃疡以及糖尿病足动物模型

一、常用的糖尿病动物模型制作

1. 药物性糖尿病　即利用四氧嘧啶及链脲佐菌素（STZ）等药物，有选择性地作用于胰岛 B 细胞（β 细胞），由此造成胰岛 B 细胞坏死，使其分泌胰岛素的功能丧失。临床上可表现出糖尿病的症状。

2. 无胰性糖尿病　通过手术切除实验动物的胰腺，保留十二指肠血管弓，由于实验动物缺乏具有分泌胰岛素功能的胰腺，实验动物体内胰岛素绝对缺乏。所以这种糖尿病模型很稳定，如不经治疗常可导致死亡。

3. 手术与药物联合糖尿病模型　通过手术切除实验动物较易切除的胰腺钩突及体尾，然后局部或全身应用胰岛 B 细胞毒性药物。以破坏残留的胰岛 B 细胞，使其丧失功能，造成实验动物体内胰岛素缺乏，从而诱导实验动物出现糖尿病的临床症状。由此不仅克服了全胰切除所致的严重创伤和胰腺外分泌障碍的缺点，又避免了大剂量应用胰岛 B 细胞毒性剂给其他组织器官带来的伤害。

4. 自发性糖尿病　利用中华地鼠近亲交配产生自发性糖尿病，并遗传给后代的特性，复制实验动物糖尿病模型。发病的主要原因是其体内具有至少两个糖尿病隐性基因，而其子代中的两个以任何方式成为隐性纯合子，其胰岛 B 细胞出现颗粒减少、内质网扩张、核改变，甚至胰岛体积缩小，胰岛 B 细胞数目减少，临床表现为血糖轻度或中度升高，尿糖、尿酮呈阳性，血清胰岛素改变的非肥胖性糖尿病。与人类 2 型糖尿病相类似。

5. "BB" Wistar 大鼠　具有自发性糖尿病，并遗传给后代的特点，复制实验动物糖尿病模型。发病的主要原因是体内含有多种遗传性糖尿病基因。病鼠表现为胰岛周围淋巴细胞浸润、胰岛炎、胰岛 B 细胞受损、数目大量下降、功能降低，临床出现胰岛素绝对缺乏，多饮、多食、多尿、体重下降、高血糖、尿糖、尿酮呈阳性等症状。与人类 1 型糖尿病极为相似。

二、非缺血性糖尿病足溃疡模型

1. 化学药物或细菌悬浮液造模　有学者对糖尿病大鼠的皮肤直接造成损伤来诱导糖尿病足的发生，通过对 SD 大鼠尾静脉注射链脲佐菌素（strep-tozotocin，STZ），诱导大鼠糖尿病的发生，糖尿病大鼠纳入皮肤溃疡造模。将大鼠的腰背两侧皮肤上做一深入到浅筋膜的切口，形成缺损性创面，每日用 50% 冰醋酸涂创面一次，1 周后可形成缺损性皮肤溃疡大鼠模型。该造模方法简单易行，在一定程度上反映了糖尿病足部溃疡的变化。

James R 等选用 6～8 周龄的雄性 Swiss－Webster 小鼠，注射用柠檬酸盐缓冲液配制的 STZ（100mg/kg），注射 2 次/天，连续注射 2 天，来诱导糖尿病的发生。此模型与临床比较接近。

Jeremy R 等选用雌性 20 周龄的 NOD 小鼠，待测得血糖符合标准后 3～5 天，麻醉小鼠，左后肢趾部消毒，注射 10μL 金黄色葡萄球菌悬浮液，形成糖尿病肢端感染的动物模型。该方法简便可靠，可作为研究糖尿病性肢端坏疽发病机制及药物治疗效果评价的动物模型。

姜德友等通过对体重 200～220g 的 Wistar 大鼠左下腹腔注射 STZ（25mg/kg），并喂以高热量饮食，诱导其糖尿病的发生，大鼠出现尿量增多，饮水量、饮食量增多，精神萎靡，行动迟缓，身体逐渐肥胖。在 17 周后体重逐渐减轻，部分大鼠出现足部溃烂、皮肤溃疡等现象。此方法单纯的注射 STZ，操作简便、易行，但所需要的时间较长。

张东萍等在糖尿病动物模型基础上建立糖尿病大鼠足坏疽模型：将 STZ（150mg）溶于 10mL 柠檬酸－柠檬酸钠缓冲液（0.1mmol/L，pH4.4）中，配制成 15g/L 的 STZ 溶液，按 50mg/kg 一次性给大鼠腹腔注射。72 小时后，以血糖 >16.65mmol/L 为成模大鼠。在大鼠造模后第 8 周，腹腔注射 3% 的猪胃黏蛋白 0.2mL，以降低大鼠机体免疫力，然后于大鼠右后肢足趾部注射菌液。配制菌液：取浓度为6亿/毫升的尖端单孢子菌5mL，与10mL鸡蛋清混匀，制成浓度为3亿/毫升的尖端单孢子菌液。取浓度为6亿/毫升的尖端单孢子菌、铜绿脓假单胞菌各2.5mL，与10mL鸡蛋清混匀，制成浓度均为1.5亿/毫升的尖端单孢子菌与绿脓杆菌的混合菌液。其中一组大鼠右后肢足趾部注射尖端单孢子菌液0.1mL，另一组大鼠右后肢足趾部注射尖端单孢子菌与铜绿假单胞菌的混合菌液0.1mL。从而造成糖尿病大鼠足部坏疽感染模型（注：尖端单孢子菌及铜绿假单胞菌均为从糖尿病足患者坏疽创面分离、保存的菌种）。

2. 化学药物结合温度控制造模　血糖、血脂升高，引发血管病变及周围神经病变，是糖尿病性肢端坏疽发生的内因，而适当降低室温是加速其发生发展的外因。陈群力等在糖尿病的基础上根据温度对微循环的影响，用以诱导糖尿病肢端坏疽。选择 Wistar 大鼠左下腹注射 STZ55.0mg/kg，1周后，空腹血糖在12.0mmol/mL 以上者入选为模型；第2周室温逐渐降至6℃左右，其余条件不变，此后室温恢复正常；第3周末，大鼠已出现不同程度的肢端坏疽。此方法利用中等剂量的 STZ 结合温度控制来造模，STZ 可选择性地作用于胰岛 B 细胞，通过释放一氧化氮（NO）和氧自由基，使胰岛 B 细胞遭到破坏，从而使胰岛素分泌减少。此方法可在4周内成功建立糖尿病足动物模型，具有费时短，实验条件易控制的特点，且具有临床糖尿病性肢端坏疽患者的发病特点：三多一少，血糖、血脂升高，胰岛素水平下降。可作为研究糖尿病性肢端坏疽发病机制及药物治疗效果评价的动物模型。

3. 化学药物结合外部压迫造模　宋绍华等制作了猪的糖尿病足溃疡模型。通过对约克猪耳缘静脉缓慢推注新鲜配制的5%四氧嘧啶溶液（0.2g/kg）来诱导其糖尿病的发生，在脊柱旁开2cm处放置压创装置，调节弹簧长度，使装置在猪体表产生5kg压力，持续12小时后把装置去除，1周后可产生稳定的溃疡。该造模方法简便可靠，所涉及的溃疡发病因素较全面，因而较真实地模拟了糖尿病足部溃疡的发病演变。

三、缺血性糖尿病足模型

1. 化学药物配合外科手术造模　缺血性糖尿病足坏疽是临床难治性疾

病，可有血管闭塞所致的缺血表现，同时存在严重的糖尿病肢端循环障碍。Masaki I 等对 7 周龄 C57BL/6J 雄性小鼠，静脉注射用柠檬酸盐缓冲液配制的 STZ，连续注射 5 天，诱导糖尿病的发生。在完全麻醉下结扎切除小鼠的左隐动静脉、左侧外部髂动脉、髂静脉和股动、静脉等。10 天后形成严重的后肢缺血动物模型。Ebrahimian TG 等给小鼠腹腔内注射 STZ 来诱导糖尿病的发生，并结扎小鼠右侧股动脉，形成单侧肢体局部缺血的糖尿病动物模型。此方法简单易行，模拟了局部缺血的糖尿病足动物模型。

2. 磁片循环压迫的方法 采用外源磁片与体内移植磁片相互产生吸引，从而对皮肤产生压力，造成局部皮肤缺血。葛良鹏根据缺血 - 再灌注原理，运用埋植磁片循环压迫的方法，诱导糖尿病溃疡。先行大鼠磁片埋植手术，待创口愈合后，按 50mg/kg 给大鼠腹腔注射 1% 的 STZ 诱导糖尿病发生。尔后在植入磁片对应的皮肤外直接添加外源磁片。局部压迫致缺血 2 小时，恢复血流 30 分钟，如此进行 1 个循环。每只大鼠每日进行 3 个连续的循环，连续进行 4 天，所有大鼠均可诱导出溃疡。该模型具有组织坏死、白细胞聚集以及高浓度晚期糖基化终末产物等特征，其病理改变与人极为相似，是一种很好的用于糖尿病溃疡发病机制和治疗研究的动物模型。

四、神经变性型糖尿病足溃疡模型

采用化学药物配合外科手术方法形成糖尿病足部溃疡模型。Kale B 等选择雄性 SD 大鼠，腹腔内注射柠檬酸盐缓冲液配制的 STZ（60mg/kg），61 天后在右侧肢体实施外科手术，通过分离臀部的肌肉而暴露坐骨神经，使神经受损从而导致溃疡坏疽的发生。该造模方法反映了神经病变导致糖尿病足溃疡的过程。

五、感染诱发糖尿病足溃疡模型

宋达琳等将糖尿病和多细菌感染的动物模型结合，得到了满意的糖尿病并发感染的模型。对雄性健康 Wistar 清洁级大鼠尾静脉注射 STZ（30 ~

45mg/kg），必要时补充 1 次，以连续 3 天随机血糖≥11.1mmol/L 为糖尿病模型成功。多细菌感染腹膜炎模型参考盲肠结扎穿刺术（CLP）方法建立，禁食过夜的大鼠用戊巴比妥以 45mg/kg 腹腔注射，在腹中线偏下方做 2.0cm 切口，找到盲肠并在其根部用 320 线结扎成回肠盲肠瓣，用 18 号针穿刺 3 次，并放回腹膜腔。术后立即肌注 1mL 生理盐水以补充体液。糖尿病并发感染模型的建立是在 STZ 诱发血糖升高的基础上行 CLP 术。该方法能较好地模拟临床状态，操作者也比较容易控制实验中动物的生命体征。

1. 糖尿病足模型制作特点与展望　相胜敏等认为，糖尿病足动物模型制作方法众多，并各有特点：①单纯化学药物造模的方法操作简便、可靠、易掌握。②化学药物结合温度控制造模，既重视内因又重视外因，考虑的因素较全面，此方法可在 4 周内成功建立糖尿病足动物模型，具有费时短、实验条件易控制的特点，与临床糖尿病足患者的情况比较接近。③化学药物配合外科手术，简单易行，针对性较强，能较好地模拟缺血性和神经变性型糖尿病足患者的情况。④磁片循环压迫的方法操作简便、易行，所诱导的糖尿病溃疡模型具有组织坏死、白细胞聚集以及高浓度晚期糖基化终末产物等特征。其病理改变与人极为相似，是一种较好的用于糖尿病溃疡发病机制和治疗研究的动物模型。

2. 存在问题　当前糖尿病足动物模型的制备主要以化学药物诱导为主，并配合外部干预。虽建立了一些较为可靠、易行的动物模型，但尚未有公认理想的模型。已报道的糖尿病足动物模型仍存在很多不足：①糖尿病足的发病机制尚未完全明了，动物模型的处理也多样，缺乏统一的操作规范。②许多动物模型制作方法及衡量模型成功与否的标准参差不齐，造成了施加因素影响模型质量，实验数据造成人为的误差。③动物模型与糖尿病足患者的病理生理变化存在较大的差异。④糖尿病足是由血管、神经、损伤、感染等多种复杂因素共同影响而致，而糖尿病足动物模型只是在一定条件下，侧重于某一或某几个因素建立起来的，不能完全反映糖尿病足的所有特点。因此，对于糖尿病足动物模型的建立，应考虑多方面因素的影响。

首先应通过化学药物诱导糖尿病的发生，在此基础上对动物的足部实施外科手术，造成血管、神经病变，配合注射细菌悬浮液，形成糖尿病足的动物模型，可能更符合临床特征。因此努力创建符合临床、被医学界公认的糖尿病足动物模型，是今后推进糖尿病足防治研究的关键。

第四节　糖尿病下肢病变的现代中医治法、药物研究

一、治法研究

1. 清热利湿法研究　奚九一 1987 年首次提出"糖尿病足肌腱变性坏死症——筋疽"这一新的病理类型，认为糖尿病足坏疽 85% 可归入该病例类型，中医辨证为阳证、热证，为湿热阻滞筋络所致，并独创清法，即内服清热解毒祛湿中药，外用祛腐清筋术，临床疗效显著。并进行了一系列研究，详见糖尿病足筋疽相关研究。

2. 从瘀论治糖尿病足　陈忠伟认为糖尿病足属中医脱疽的范畴，主要因阴虚燥热致瘀、气虚阳虚致瘀，瘀血是糖尿病的病理产物，更是糖尿病足的重要致病因素。并主张活血化瘀贯穿糖尿病足治疗始终，以活血化瘀为基本法则，基本方是桃红四物汤。辨证为：①湿阻血瘀型。湿有寒湿与湿热之分。寒湿者，治予温阳通脉，祛寒化湿。常选阳和汤合桃红四物汤加减。湿热者，治予清热利湿，化瘀通络。常选用四妙勇安汤合桃红四物汤加减。②气血两虚，瘀血内阻型。治予益气养血，化瘀通络。常选用四君子汤合桃红四物汤加减。③阴阳两虚，瘀血内阻型。消渴迁延日久，阴损及阳，阴阳两虚，瘀血内阻。治予温阳滋肾，活血化瘀。常选济生肾气丸合桃红四物汤加减。同时，在临床上除采用口服中药汤剂外，还应采用中药煎汤外洗、中药外敷、静脉滴注活血化瘀类中药等方法，多途径给药，从而更好地发挥药物疗效。

3. 从肺论治糖尿病下肢血管病变　张朝晖等指出，肺对于全身各处气的流行具有统帅作用，是气的汇集和发出枢纽。同时，肺同血也有紧密的联系，肺朝百脉，聚集了大量的微小络脉，并直接进行气血的融合与交换，

是气血的枢纽，络脉的血气在肺气的作用下朝会于肺，而同时肺气也推动络中血气向经脉方向流动，一旦肺的功能失常，则一身之气会因清气的减少而出现连锁反应，最终导致正气虚衰。糖尿病发展到合并周围血管病的时期则属久病阶段，久病入络。研究发现糖尿病周围血管病侵及的微小络脉多因气虚湿瘀而致不通，肺为贮痰之器，而湿瘀的最大危害就是阻碍气血的流动和交换，其病理过程是"痰—湿—瘀"叠加式、渐进式地发展。治宜采取益气补肺、理血活肺、化痰理肺、开胸泻肺等手段，配合通络活血化瘀的综合疗法，可取得明显疗效。

二、现代中药研究

（一）中药注射液临床应用研究

1. 清开灵注射液治疗早期缺血性糖尿病足坏疽

（1）使用方法：清开灵注射液 30mL 加入生理盐水 250mL 中静脉滴注，每日 1 次。

（2）观察对象与方法：观察对象为上海市中西医结合医院脉管科门诊及住院的糖尿病足缺血性坏疽病人；糖尿病史 5 年以上；下肢缺血症状及体征表现为，患足红肿或发绀，坏疽限于趾部；PVL、彩超、CT 或 MRI 等均提示患肢动脉狭窄或闭塞。对照组予血塞通注射液 0.4g 加入生理盐水 250mL 中静脉滴注，每日 1 次。

（3）研究结果：将 40 例早期缺血型糖尿病足坏疽患者随机分为清开灵治疗组（治疗组）和血塞通治疗组（对照组），疗程为 4 周。治疗前后察皮色、皮温、肿胀程度、坏疽范围、行走功能、疼痛程度以及血 C－反应蛋白（CRP）、血浆纤维蛋白原（Fib）等变化。清开灵治疗 4 周后，DF 患者上述指标有明显改善；与血塞通对照组的差异除 Fib 外，均有统计学意义（$P < 0.001$）。清开灵注射液对 DF 的治疗效应可能与控制炎症反应、遏止组织坏死、解除血管痉挛及组织微循环改善有关。

据报道，清开灵有一些不良反应，清开灵静脉滴注后可出现幻觉、烦躁、谵语等精神症状；还有出现过敏性休克、急性喉阻塞等病例。清开灵注射液在上海市中西医结合医院脉管科应用 6 年来，不良反应主要为皮肤过敏反应，临床主要表现为红色斑丘疹、皮肤瘙痒、水疱等。对症处理后可改善，未发现其他不良反应。

2. 血塞通配合糖尿病足常规疗法临床效果观察

（1）使用方法：血塞通 400mg 加入生理盐水 250mL 中静脉滴注。

常规治疗：应用胰岛素控制血糖，与抗生素联合应用，同时配合局部清创、患足制动、合理饮食、控制总热量摄入，给予维生素 B_1（100mg，im，qod），维生素 B_{12}（250μg，im，qod），口服藻酸双酯钠片（pss）0.1g（tid），并辅以红外线灯照射以促进溃疡及其周围组织血液循环。

（2）观察对象与方法：将 68 例确认为糖尿病足的病人随机分为常规治疗组（常规组）32 例和血塞通配合常规治疗组（血塞通组）36 例。

（3）研究结果：疗效判定标准。显效，Wagner 分级下降 2 级，创面愈合 >80%，自觉症状消失或者已不明显。有效，Wagner 分级下降 1 级，创面愈合 >50%，自觉症状明显减轻。无效，病变无改善。

两组疗效比较：血塞通组 36 例，显效 22 例，有效 12 例，无效 2 例，总有效率为 94.4%；常规组 32 例，显效 15 例，有效 10 例，无效 7 例，总有效率为 78.1%，两组总有效率比较，差异有显著性（$P < 0.05$）。血塞通组溃疡愈合等方面与常规组比较，差异有显著性（$P < 0.05$）。血塞通组血液黏度明显下降，与常规组比较（$P < 0.01$），差异非常显著。因此，血塞通配合糖尿病足常规疗法，效果更好，值得临床治疗推荐。

3. 丹参粉针剂治疗糖尿病足的疗效观察

（1）使用方法：丹参冻干粉针剂 800mg 加入 0.9% 氧化钠注射液 200mL 中静脉滴注，每日 1 次。

基础治疗：敏感抗生素静脉滴注，局部坏死组织清创及换药处理。

（2）观察对象与方法：观察 60 例 2 型糖尿病伴二级至三级糖尿病足的患者，将其随机分为治疗组和对照组各 30 例。治疗组使用上述疗法，对照组仅予敏感抗生素静脉滴注，局部坏死组织清创及换药处理。以上两组 10 天为 1 个疗程，停药 3 天后开始下一疗程，治疗 3 个疗程后观察治疗效果。

（3）研究结果：治疗组患者糖尿病足的红肿渗出及溃疡明显好于对照组（$P < 0.05$）。结论：丹参粉针剂能改善糖尿病足的末梢循环，可加快局部肿胀的消退，并减少局部渗出，从而促进溃疡愈合。

4. 脉络宁注射液配伍山莨菪碱治疗糖尿病足

（1）使用方法：脉络宁注射液 20mL 加入生理盐水 250mL 中静脉滴注，1 次/天。

综合治疗：使用降糖药物及胰岛素控制血糖；外科清创；根据药敏试验选用有效抗生素控制感染；山莨菪碱 20mg 加入生理盐水 250mL 中缓慢静脉滴注，改善肢端微循环，1 次/天，4 周为 1 个疗程；饮食疗法。

（2）观察对象与方法：观察 82 例糖尿病足患者。男 48 例，女 34 例；年龄 44～68 岁。糖尿病病程 3～22 年。糖尿病足按 Wagner 分级，Ⅰ级 23 例，Ⅱ级 37 例，Ⅲ级 19 例，Ⅳ级 3 例。随机分为治疗组、对照组各 41 例。治疗组使用脉络宁静脉滴注加综合治疗，对照组只使用综合治疗。

（3）研究结果：疗效判定标准。显效，Wagner 分级下降 2 级，创口愈合 >80%，自觉症状消失或不明显。有效，Wagner 分级下降一级，创口愈合 >50%，自觉症状明显减轻。无效，Wagner 分级无改善。

结果：①疗效比较。对照组显效 12 例，有效 9 例，无效 20 例，总有效率为 51.2%。治疗组分别为 20 例、16 例、5 例，总有效率为 87.8%。两组总有效率比较差异有显著性（$P < 0.01$）。②血液流变学指标变化比较。两组血黏度治疗后均明显下降（$P < 0.01$）；治疗组全血黏度低切及高切、红细胞聚集指数与对照组比较差异有显著性（$P < 0.01$）。

5. 山莨菪碱（654 - 2）及灯盏花素联合治疗糖尿病足的疗效观察

（1）使用方法：灯盏花素注射液 40mg 加入生理盐水 250mL，静脉滴注，每日 1 次。

综合治疗：糖尿病教育；糖尿病饮食；胰岛素治疗使血糖控制在理想范围内；据病变分泌物病原菌培养及药敏结果有效选用抗生素，以控制感染；局部外科及时清理创面及换药等处理；654 - 2（20mg）加入生理盐水 250mL 静点，每日 1 次。

（2）观察对象与方法：对 51 例糖尿病足溃疡随机分为两组，治疗组 29 例，对照组 22 例，在基础治疗相同的基础上，对照组只应用 654 - 2 治疗，治疗组应用 654 - 2 联合灯盏花素注射液治疗，疗程为 4 周。

（3）研究结果：疗效判断，2 组病例均按 Wagner 分级进行判断，治疗前后患足每下降两级为显效，下降一级为有效，病变无改善或恶化为无效。结果显示：治疗组总有效率为 85.8%，对照组为 49.9%（$P < 0.01$），在改善下肢血流动力学方面，治疗组优于对照组（$P < 0.05$）。

6. 川芎嗪治疗糖尿病足疗效观察

（1）使用方法：川芎嗪 240mg 加入生理盐水 250mL，静脉滴注，1 次/天，同时用川芎嗪 120mg 加入生理盐水 50mL，创面湿敷，2 次/天，2 周为 1 个疗程，可行 1 ~ 2 个疗程治疗。

糖尿病的基本治疗，包括饮食控制，胰岛素控制血糖，及时处理糖尿病的其他并发症，应用有效的抗生素控制感染，足部溃疡给予清创，并用生理盐水加庆大霉素（8 万 ~ 16 万单位）、胰岛素（8 万 ~ 12 万单位），局部冲洗并湿敷。同时加强营养支持治疗，根据病人一般情况输入白蛋白及血浆。

（2）观察对象与方法：将糖尿病足患者 63 例随机分为两组，治疗组 31 例，对照组 32 例，两组均给予糖尿病的基本治疗，治疗组在常规治疗的基础加用川芎嗪。

（3）研究结果：疗效判断标准。治愈，足部皮肤感觉正常，足背动脉搏动有力，治疗创面完全愈合，临床分级 0 级。好转，足部皮肤感觉部分恢复，足背动脉搏动较明显，溃疡面缩小，分泌物减少，临床分级好转 1 个级别以上。无效，足部皮肤感觉无好转，足背动脉搏动弱或消失，溃疡创面无缩小，分泌物无减少，临床分级无好转或恶化。

结果显示：治疗组用川芎嗪静脉滴注及局部湿敷治疗糖尿病足，总有效率为 87.1%，治愈率为 64.5%，明显高于对照组；平均治愈天数、好转天数均明显少于对照组。

7. 刺五加注射液治疗糖尿病足

（1）使用方法：刺五加注射液 80mL（每支 20mL，含总黄酮 100mg，黑龙江省某制药厂生产）加入生理盐水 250mL 中，每日静脉滴注 1 次。

基础治疗：饮食控制、胰岛素降糖、抗生素应用、清创治疗。同时应用维生素 B_1（0.1g）、维生素 B_{12}（1500μg），每日肌内注射 1 次，2 周为 1 个疗程，间隔 1 周后行第 2 个疗程。

（2）观察对象与方法：临床观察 51 例患者，按入院先后随机分为 2 组。治疗组 26 例，对照组 25 例。治疗组采用基础治疗加刺五加注射液；对照组采用基础治疗加脉络宁注射液 40mL（由玄参、石斛、牛膝、金银花组成，每支 10mL，含生药 10mg，南京金陵制药厂生产）加入生理盐水 250mL，每日静脉滴注 1 次。

（3）研究结果：显效，病下降 1 级，创面愈合 40% 以上，自觉症状减轻；无效，治疗前后病变无改善。

治疗组中 1 例因心功能衰竭死亡，实际观察 25 例，其中显效 13 例，有效 10 例，无效 2 例，总有效率为 92.0%；对照组中 1 例死于肾衰竭，1 例因药物过敏反应中途停药，实际观察 23 例，其中显效 7 例，有效 9 例，无效 7 例，总有效率为 69.6%。两组疗效比较，差异有显著性（$\chi^2 = 3.96$，$P < 0.05$）。两组治疗前后患肢情况比较，治疗后，治疗组溃疡大小、新鲜肉芽生成、麻木长度及踝 – 肱动脉血压比值与对照组比较，差异均有显著性（$P < 0.01$ 或 $P < 0.05$）。

8. 疏血通注射液治疗糖尿病足疗效观察

（1）使用方法：疏血通注射液 4～8mL 加入生理盐水 250mL 静脉滴注，每天 1 次，1 周为 1 个疗程。

基础治疗：给予糖尿病饮食，口服降糖药物或胰岛素治疗并控制血糖，根据病变部位分泌物的病原菌培养及药物敏感试验结果选择抗生素，加强营养，并及时清创处理创面，患足制动。

（2）观察对象与方法：67 例糖尿病足患者，按随机分为两组。治疗组 33 例，使用基础治疗加疏血通注射液静脉滴注，外用中流量氧气对患处吹氧 30 分钟，每天 2 次，1 周为 1 个疗程。对照组 34 例，在上述治疗基础上给予局部湿敷胰岛素和庆大霉素，每天 1 次，1 周为 1 个疗程。两组均连续观察两个疗程。

（3）研究结果：疗效标准，根据病变 Wagner 分级下降及症状改善程度制定标准。显效，足部溃疡愈合 80% 以上，病变 Wagner 分级下降两个等级，症状消失或不明显。有效，足部溃疡愈合生长达到原溃疡面 40% 以上，病变 Wagner 分级下降一个等级，症状明显减轻。无效，足部溃疡愈合面积小于 40% 或无变化或扩大，病变 Wagner 分级无变化或升高，症状改善不明显或没有改善或加重。结果：治疗组显效 13 例，有效 17 例，无效 3 例，总有效率为 90.9%；对照组显效 8 例，有效 16 例，无效 10 例，总有效率为 70.6%（$P < 0.05$）。两组溃疡面积、脓性分泌物变化比较，治疗组治疗后溃疡面积、脓性分泌物改善较治疗前明显（$P < 0.05$）。

9. 灯盏花素治疗糖尿病足疗效观察

（1）使用方法：灯盏花素 50mg 加生理盐水 250mL，缓慢静脉滴注，1 次/天，连续 3 周。

基础治疗：进行糖尿病教育、控制饮食、每日多次注射胰岛素控制血糖、外科清创及使用有效抗生素控制感染。

（2）观察对象与方法：2 型糖尿病合并糖尿病足者 80 例，随机分为两组：治疗组 40 例，采用基础治疗加灯盏花素静脉滴注；对照组 40 例，只采用基础治疗。

（3）研究结果：疗效判断。显效，患者双下肢麻木、疼痛，肢端发凉等自觉症状消失或不明显，创面愈合面积≥90%。有效，自觉症状减轻，创面愈合面积为 40%～90%。无效，自觉症状无明显改善，或虽有改善但创面愈合面积<40%，或病情持续发展，坏疽面积扩大，组织坏死明显加重。

结果：治疗组显效 35 例，有效 4 例，无效 1 例；对照组显效 24 例，有效 9 例，无效 7 例。经统计检验，治疗组疗效明显高于对照组（$P < 0.01$）。治疗组 1 例、对照组 3 例因治疗无效而截肢。

临床症状改善时间，治疗组 34 例（85%）患者在治疗第 1 周末足部皮肤发凉、肢端麻木、疼痛等症状改善；治疗第 3 周，全部患者均有改善。对照组 24 例（60%）在治疗第 1 周末上述症状有改善；治疗第 3 周，仍有 8 例（20%）患者皮肤发凉、肢端麻木，两组比较有显著差异（$P < 0.01$）。治疗组 29 例（85.3%）患者在治疗第 2 周末溃疡处有新肉芽形成，浅表溃疡已愈合；对照组仅有 14 例（35%）患者有新肉芽形成，两组比较有显著差异（$P < 0.05$）。

不良反应，治疗组患者在第 1 周有 1 例出现皮疹、1 例出现乏力，经对症治疗，症状消失。

（二）单味药研究

黄芪对糖尿病足的影响

（1）黄芪治疗糖尿病足溃疡：宁锂使用黄芪提取液（10mL 相当于原药材 20g）20～40mL 外敷溃疡局部，每次持续 2～3 小时，每日 1～3 次，视病情而定。

基础治疗：包括积极抗菌消炎、前列腺素 E1 等改善循环、注射胰岛素使血糖尽可能正常及其他对症和支持治疗。

溃疡局部处理：用外科手术或化学方法彻底清创后，用生理盐水反复冲洗伤口。

结果：观察黄芪提取液治疗组 42 例，表皮生长因子治疗组 43 例，对照组 29 例。

结果显示：在溃疡肉芽开始出现时间（GT）、溃疡愈合时间（HT）方面，黄芪提取液治疗与表皮生长因子治疗的疗效相近（$P > 0.05$），疗效好于创面仅使用生理盐水的对照组（$P < 0.01$）。截肢率及死亡率比较，黄芪治疗组与表皮生长因子治疗组比较无差别（$P > 0.05$），生理盐水对照组截肢率、死亡率明显高于黄芪治疗组与表皮生长因子治疗组（$P < 0.05$ 或 $P < 0.01$）。

许琳琳使用黄芪注射液 20～40mL 湿透 1 条纱条后外敷局部病灶，加盖纱布，每天 1～3 次，30 天为 1 个疗程。基础治疗给予饮食疗法，采用降糖药物及胰岛素控制血糖，外科清创，创面有化脓者则根据药敏试验选用有效抗生素控制感染，同时用己酮可可碱等改善血液循环。

疗效标准：治愈，症状消失，创口愈合，肢端肤色恢复正常，足背动脉搏动可触及。有效，Wagner 分级下降 1 级，创口愈合 ≥50%，自觉症状明显减轻。无效，Wagner 分级无改善，症状无好转。

治疗结果：创面使用黄芪注射液患者 50 例，总有效率为 92%，优于创面不使用黄芪注射液患者 50 例，总有效率为 74%（$P < 0.05$）。

（2）黄芪对糖尿病足溃疡处成纤维细胞合成 I、III 型胶原的影响：糖尿病足溃疡较普通伤口难以愈合的原因目前尚不清楚。正常的伤口修复过程包括炎症、增生和修复三个阶段，细胞在这些阶段中发生了系列变化，其中成纤维细胞的变化尤其令人注目。在此过程中成纤维细胞不仅参与新生毛细血管的形成，而且对形成胶原、酸性黏多糖及其他细胞外基质起着关键作用。胶原是细胞外基质的主要成分，分布于多种组织中，其中 I、III 型胶原是人体组织中比例最大的胶原类型，且主要分布于皮肤中，它们由成纤维细胞合成。

邓家德等使用黄芪注射液，在体外作用于糖尿病足溃疡处的成纤维细胞，观察黄芪对糖尿病足溃疡处的成纤维细胞分泌 I、III 型胶原的影响。从细胞学、蛋白及分子水平观察细胞形态、增殖特性、细胞周期，免疫组织化学方法检测 PCNA 蛋白表达，半定量 RT－PCR 检测 P21WAF1mRNA 的表达。黄芪作用后成纤维细胞形态趋于正常，细胞倍增时间缩短，G1 期阻滞率降低，PCNA 蛋白表达增高，P21WAF1mRNA 的表达上调将近 4 倍。证实黄芪可促进糖尿病足溃疡处成纤维细胞形态修复及细胞增殖。使用含或未含黄芪的培养液培养糖尿病足溃疡处成纤维细胞，结果用含黄芪的培养液培养的糖尿病足溃疡处成纤维细胞 I、III 型胶原的 mRNA 表达，及培养后培养液中 I、III 型胶原含量，均高于未含黄芪的，且差异有统计学意义（$P < 0.05$），说明黄芪能通过上调成纤维细胞 I、III 型胶原 mRNA 表达，而使 I、III 型胶原分泌量增高，有利于伤口肉芽组织的形成，加速伤口的愈合。证实黄芪对糖尿病足溃疡处成纤维细胞功能的恢复有一定的影响。

（3）黄芪对糖尿病足溃疡处成纤维细胞合成透明质酸的影响：糖尿病

溃疡久治不愈，成纤维细胞功能低下是其中的原因之一。在损伤修复的肉芽组织形成过程中，肉芽组织中的基质主要为透明质酸和硫酸软骨素，主要是由成纤维细胞合成，透明质酸作为细胞外基质的主要成分之一，它通过与细胞膜受体相结合而影响细胞的生物学活性，并与细胞的有丝分裂密切相关。溃疡愈合的速度及程度与成纤维细胞分泌透明质酸的量有直接的关系，透明质酸的增高可以促进伤口愈合，当透明质酸增高到一定限度时，愈合过程就表现为瘢痕的异常增生而成增生性瘢痕。成纤维细胞功能低下而使透明质酸分泌量减少可能是糖尿病溃疡难愈合的原因之一。

邓家德等使用含或未含黄芪的培养液培养糖尿病足溃疡处的成纤维细胞，RT－PCR 检测透明质酸合酶 mRNA 表达，放免法检测培养上清液中透明质酸的含量。结果用含黄芪的培养液培养的糖尿病足溃疡处成纤维细胞透明质酸合酶 mRNA 表达及培养上清液中透明质酸含量高于未含黄芪的培养液培养的细胞，且差异有统计学意义（$P < 0.05$），说明黄芪能通过上调成纤维细胞透明质酸合酶 mRNA 表达，使透明质酸分泌量增高，从而有利于伤口肉芽组织的形成，加速伤口的愈合。从一侧面证实黄芪对糖尿病足溃疡处成纤维细胞功能的恢复有一定的影响。

（4）黄芪多糖对糖尿病足溃疡渗出液成纤维细胞基质金属蛋白酶的影响：基质金属蛋白酶（MMPs）是成纤维细胞周围生长环境中一组含 Zn^+ 的且能够降解细胞外基质的蛋白水解酶。在中性条件下几乎可以降解所有细胞外基质成分及基底膜蛋白，在创伤修复与重塑等生理和病理过程中发挥着重要作用，其表达异常增加或活性增加可影响创面愈合，导致慢性溃疡的形成和发展。

IL－1β 是一种具有多种生物活性的炎性细胞因子，在创面渗出液中含量较少时对创面的愈合具有积极的促进作用，而在慢性静脉性溃疡中，随着溃疡病程的进展，IL－1β 的含量会日益增高。

张正军等研究发现，与糖尿病急性创面比较，慢性糖尿病足部溃疡渗出液中 IL－1β 含量显著升高，进一步研究显示，在其浓度由 5μg/L 逐渐升至 50μg/L 的过程中，对糖尿病足部溃疡局部成纤维细胞的增殖有显著的促进作用；当其浓度在 50μg/L 时，这种促进作用几乎消失，超过此浓度，则表现为对成纤维细胞（FB）增殖的抑制。所以，IL-1β 可在一定程度上反映创面愈合的快慢，IL-1β 越低，创面越是处于急性期，愈合的可能性越大；随着创面病程的延长，IL-1β 逐渐升高，创面越难愈合。

通过观察黄芪多糖 IL-1β 诱导的人真皮成纤维细胞基质金属蛋白酶 MMP-2、MMP-9 的影响，研究发现糖尿病足溃疡渗出液中的 IL-1β 显著高于急性伤口，显著增加糖尿病足溃疡渗出液中成纤维细胞 MMP-2、MMP-9 的活性及其蛋白表达，说明黄芪多糖可降低 MMP-2、MMP-9 活性及其蛋白的表达，也可降低 IL-1β 所致的 MMP-2、MMP-9 高活性及其蛋白高表达。因而推测，糖尿病足部溃疡难以治愈而成为慢性的原因，与伤口渗出液中过度增高的 IL-1β 有关，因 IL-1β 增高可抑制成纤维细胞的增殖，能促进 MMPs 蛋白的分泌，并提高 MMPs 的活性。

黄芪多糖浓度在 2.44mg/L 以下或 625mg/L 以上时，对糖尿病大鼠创面成纤维细胞有抑制生长和增殖的作用，而在 2.44～625mg/L 之间则表现为促进成纤维细胞生长和增殖。对取自糖尿病足部溃疡的成纤维细胞在培养至 4～6 代后，单独加入 100mg/L 黄芪多糖用酶谱法检测，发现 MMP-2、MMP-9 活性均显著低于对照组，且用蛋白印迹法发现，黄芪多糖组 MMP-2 和 MMP-9 的蛋白表达量也显著低于对照组，即使在高浓度的 IL-1β（50μg/L）作用下，由于加入了 100mg/L 的黄芪多糖，MMP-2 和 MMP-9 的活性及蛋白表达均显著低于 IL-1β 组，甚至低于对照组。所以，我们认为黄芪多糖可在一定程度上减轻高浓度 IL-1β 所导致的 MMP-2 和 MMP-9 活性及其蛋白表达的增加，又可单独降低其活性和蛋白的表达，从而减少细胞外基质成分及基底膜蛋白的分解，促进溃疡的愈合。

（三）复方研究

陈兰花冲剂对糖尿病足坏疽大鼠肌腱组织中细胞间黏附分子-1 表达的影响

采用腹腔注射 STZ 复制糖尿病大鼠模型，并以足部注射真菌菌液方法建立糖尿病足动物模型。采用免疫组织化学方法观察比较陈兰花冲剂及糖脉康对大鼠足部肌腱组织细胞间黏附分子-1（ICAM-1）表达的影响。

1. 方法

（1）糖尿病大鼠足坏疽模型的建立：将150mg链脲佐菌素（STZ）溶于10mL柠檬酸-柠檬酸钠缓冲液（0.1mmol/L，pH4.4）中，配制成15g/L的STZ溶液。按50mg/kg一次性大鼠腹腔注射。A组腹腔一次性注射等体积不含STZ的柠檬酸-柠檬酸钠缓冲液。72小时后，以血糖>16.65mmol/L为成模大鼠。在大鼠造模后第8周，C、D、E、F组分别腹腔注射3%的猪胃黏蛋白0.2mL，以降低大鼠机体免疫力，然后于大鼠右后肢足趾部注射菌液。

（2）配制菌液：取含6亿/毫升尖端单孢子菌5mL，与10mL鸡蛋清混匀，制成含3亿/毫升尖端单孢子菌的菌液。取含6亿/毫升尖端单孢子菌、6亿/毫升铜绿假单胞菌各2.5mL，与10mL鸡蛋清混匀，制成分别含1.5亿/毫升尖端单孢子菌及1.5亿/毫升铜绿假单胞菌的混合菌液。其中，C、D、E组大鼠右后肢足趾部注射尖端单孢子菌菌液0.1mL，F组大鼠右后肢足趾部注射尖端单孢子菌与铜绿假单胞菌的混合菌液0.1mL。从而造成糖尿病大鼠足部坏疽感染模型（注：尖端单孢子菌及铜绿假单胞菌均为从糖尿病足患者坏疽创面分离、保存的菌种）。

（3）治疗干预：正常对照组灌服等量生理盐水；空白对照组给模型大鼠灌服生理盐水；阳性对照组灌服糖脉康冲剂；治疗组灌服陈兰花冲剂，均每天1次灌胃，共10周。

各组大鼠以1%戊巴比妥钠腹腔注射麻醉后剖腹，经腹主动脉采血约10mL左右，离心，分离血浆、血清；鼠右后肢消毒，切开皮肤及皮下组织，取足背肌腱长约1cm，10%甲醛固定，石蜡包埋、切片。

2. 结果和结论　大量的临床观察发现，细胞间黏附分子-1（ICAM-1）和人可溶性细胞间粘附分子-1（sICAM-1）的水平升高与自身免疫性甲状腺疾病、高脂血症以及糖尿病慢性并发症等疾病密切相关。患糖尿病时高糖血症和高脂血症对血管的毒性作用使血管内皮长期受到损伤，导致内皮功能紊乱，给脂质进入内膜并沉积以及单核细胞或巨噬细胞的黏附和反应创造了条件，最终向动脉硬化方向发展。另外，对于糖耐量受损、空腹血糖受损和胰岛素抵抗人群的研究发现，高胰岛素血症本身就可促进脂质合成增加，及刺激动脉中膜平滑肌细胞迁入内膜并增生，可导致内皮细胞功能紊乱。研究表明，非酶型的糖基化蛋白增加可促进晚期糖基化终末产物（AGEs）形成，AGEs 与受体结合促成细胞内氧化反应，可激活多种炎症和免疫基因表达，并促进细胞表面血管细胞黏附分子 – 1（VCAM – 1）等黏附分子表达，还可促进白细胞与内皮黏附及平滑肌细胞增殖，使血管内膜增厚。糖尿病性血管病变的发生与白细胞分化抗原、ICAM – 1 介导的白细胞和内皮细胞黏附增加有关，且细胞黏附分子表达的增加是反映糖尿病并发症炎症程度的指标之一。

　　结果显示：正常组大鼠体重水平比其他组明显升高，且随时间延长而保持持续稳定增长（$P < 0.01$）；大鼠空腹血糖（FPG）水平、大鼠糖化血红蛋白（HbAlc）比正常组明显升高（$P < 0.01$）；正常组大鼠肌腱 ICAM – 1 的表达明显低于各组；空白对照大鼠的表达明显高于陈兰花治疗组；糖脉康冲剂组大鼠的表达明显高于陈兰花治疗组。说明陈兰花冲剂可以明显地降低大鼠肌腱 ICAM – 1 的表达，能够降低机体炎性因子，控制炎性反应，也是其治疗糖尿病足的主要机制。

第五节　糖尿病下肢病变治疗难点
分析与中医药应对措施

一、糖尿病下肢病变治疗难点分析

1. 创面收口缓慢，疗程较长　原因分析：

（1）糖尿病肢体病变：由于血管狭窄、闭塞，神经病变所致，坏疽产生多伴肌腱或筋膜的变性坏死，感染部位多为深部组织，且感染细菌多为金黄色葡萄球菌、铜绿假单胞菌以及一些厌氧菌的感染，创面坏死组织、腐肉较多，肉芽生长缓慢，导致创面久不收口，疗程较长。

（2）由于新的药品管理法的颁布使用，使得中医外科传统的以膏、丹为代表的外用药物（尤其含汞制剂）均不得生产，严重影响创面的中医外治治疗，使疗效大打折扣。

2. 复发率较高　多伴有慢性骨髓炎、胼胝性溃疡、疣状溃疡、血管阻塞、筋疽患者清创不彻底等病变，均易导致病情复发。

3. 并发症多而严重　糖尿病足患者多伴有全身性血管疾病及化脓性感染，全身情况差，常合并酮症酸中毒、心功能不全、肾功能不全等并发症发生，血糖较难控制。严重者可威胁患者的生命。

对于重症并发症，应重视中西医结合治疗，如使用西药控制血糖，使用敏感的抗生素及时治疗重度感染等。

二、中医药应对措施

1. 开展糖尿病足分类的研究　针对不同类型的病症，采用不同的治疗措施。如采用奚九一治疗糖尿病足肌腱变性、坏死症（筋疽）的清法，从理论高度重新认识糖尿病足发病的分类，并予以对应治疗。进一步优化中医诊疗方案，组织专科协作组进行临床验证，客观评价其疗法的疗效，使其更具体化，更具可操作性。

2. 加强对于糖尿病足坏疽外治法的研究　关于糖尿病足的外治方法，众多医家都有所研究，但是也有认识上的不同。

奚九一特别强调外科清创对本病至关重要，对糖尿病足肌腱变性坏死症（筋疽）主张尽早切开清创，清除变性坏死肌腱及坏死组织，使引流通畅，进而防止继发感染沿肌腱组织发展，以减轻局部及全身症状。但若为缺血性坏疽，则宜迟不宜早，若早期切开，多会因缺血而恶化。另外，注意局部清洁消毒，可用新洁尔灭酊较大范围消毒患足，尤其趾缝间及足跟皲裂处，以杀灭真菌。同时，可选抗真菌、抗厌氧菌的中西药清洗及外敷，如茵陈、苦参、枯矾、川楝子等。

吕培文采用中药塌渍疗法，治疗组首先通过清疮使疮面引流通畅后，给予中药塌渍治疗；对照组用 1% 艾利克溶液泡洗疮面。共治疗 47 例，两组比较，具有显著性差异（$P < 0.05$）。

刘毅斌按初、中、后三期分期辨证，中药外洗。如初起疮面未破溃或溃疡较浅，周围组织红肿热痛明显者，以清热解毒、凉血活血消肿为主；中期溃疡形成，脓液排泄不畅者，以清热解毒、燥湿为主；后期脓液干净，疮面周围组织皮色暗黑者，以温经活血为主；溃疡久不愈合者，加以敛疮生肌之药。糖尿病足患者局部病灶是主要感染源，处理的恰当与否是保肢或截肢的关键。根据局部病灶缺血感染的特点，常用蚕食与鲸食两种治法。对于糖尿病足感染的急性期，由于患足局部防御功能薄弱，感染易沿肌腱腱鞘迅速向近端蔓延，又因跖底部皮肤厚韧不易破溃，很快可形成跖底筋膜高压综合征。感染还会沿骨间肌向背侧发展，使骨质受感染而发生骨髓炎，从而增加治疗难度，而肌腱变性坏死是导致截肢的关键。在处理上，应重视蚕食与鲸食两种治法的并举应用，在糖尿病足感染的急性期，如感染性肌腱炎确立，可沿肌腱走向纵行将深部组织切开，清除坏死变性组织，冲洗创腔，防止感染的扩散，并保持通畅引流，通过蚕食促进局部血液循环的改善，也就是围场的建立，进而在时机成熟时，通过鲸食的办法，也就是采取大截肢或小截肢的手术方法以达到治疗的目的。

周晓勇提出，对于溃疡形成，疮面臭秽的干性、湿性坏疽，应适当修剪坏死组织，以自制生肌膏（白芷、当归、血竭、白蜡、轻粉、甘草、紫草）外用，可取得良好疗效。于福源用黄芦膏（生大黄、丹参、黄柏、生黄芪、当归、金银花、鲜芦荟）调成糊状外敷疮面。赵唯以生附子、桂枝、生黄芪、丹参、忍冬藤、乳香、没药等制成洗剂，具有养阴清热，化瘀通络，消肿生肌等作用。李伟等以自制生肌散治疗较表浅的伤口，即属于糖尿病足一级的病人，共 27 例，全部治愈。

钟志贵以糖尿病足浸泡方（大黄、金银花、红花、菊花、花椒、白芷、制乳香、制没药）泡足，每日 1~2 次，20 天为 1 个疗程，并与高锰酸钾组对照，结果明显优于对照组。周方以三黄汤（黄芩 30g、黄连 30g、大黄 30g）煎汤泡足，温水浸泡 30 分钟，外敷生肌玉红膏作为治疗组，单用生肌玉红膏作为对照组，经统计学处理，治疗组疗效明显优于对照组。

丁毅等用塌渍一号药液（败酱草、马齿苋、蒲公英、黄柏、苦参、赤芍、甘草）煎汤，水温 35℃~40℃，浸泡伤口，外敷纱条。治疗组 24 例，痊愈 3 例，显效 15 例，有效 5 例，无效 1 例，明显优于对照组。

卢等彩用自制紫草油外敷糖尿病足伤口。蔡炳勤将病人随机分为治疗组（用祛腐生肌膏换药）和对照组（用敏感抗生素加 654－2 湿敷），经统计学处理，治疗组疗效明显优于对照组。纪珊用生肌玉红膏（主要成分：当归、白芷、紫草、轻粉、血竭、甘草等）外敷糖尿病足取得了良好疗效。闫国强以当归、红花、血余炭、冰片、轻粉、滑石粉、生石膏等制成糖疽膏外敷伤口，治愈 64 例，显效 27 例，有效 6 例，无效 3 例，总有效率为 97%。

3. 建议修正现行药品管理法对中医外科传统制剂的管理方式，对丸、散、膏、丹为代表的外用药物（特别是含汞制剂）采取许可证或者定点生产模式；采取中医外科医生准入制等管理方法，使传统方法和文化能够得以延续；并开展外用中药的有效性与安全性研究，对中医外用药的有效性、安全性进行评估，为中医外治法中化腐生肌的理论在治疗难愈性溃疡中的指导作用提供数据，做好临床含汞制剂等中药外用制剂的合理应用和管理工作。

　　总之，糖尿病足属于糖尿病的晚期和重症并发症，在治疗这一顽疾时，中西医应发挥各自所长，在临床中综合应用，才能达到最好的结果，从而改善患者的生存质量，并延长寿命。

（张朝晖）

第五章

糖尿病下肢病变中医名家临床实践与经验

第一节　陈淑长治疗糖尿病下肢血管病变理论及经验

一、名家小传

陈淑长，女，74 岁。北京中医药大学教授，博士生导师，主任医师，享受国务院颁发的政府特殊津贴待遇。1940 年 7 月 12 日生于重庆江津市。1958 年考入北京中医药大学（原北京中医学院）中医系，于 1964 年毕业，同年留至北京中医药大学附属东直门医院外科，一直从事中医外科的临床、教学、科研工作。1999 年北京中医药大学东方医院（第二临床医学院）成立，陈淑长在东方医院创建周围血管科，2002 年被国家中医药管理局批准为全国首批周围血管病重点专病建设单位。陈淑长是第四批全国老中医学术经验继承工作指导老师，第三批全国优秀中医临床人才指导老师，2013级博士后带教老师。

主要社会兼职有国家药品监督管理局新药审评委员会委员，中药品种保护审评委员会委员，中华中医药学会周围血管病分会主任委员，中华中医药学会外科分会顾问，北京中医药学会周围血管病专业委员会名誉主任委员等。

陈氏于 20 世纪 70 年代末开始潜心研究周围血管疾病的中医诊治。1986年主持成立中华中医药学会外科脉管专业委员会，并被推举为主任委员，并连任至 2006 年。同年，在原脉管专业委员会的基础上，成立中华中医药学会周围血管病分会，并任主任委员至 2010 年，现任名誉主任委员。陈氏从事周围血管病中医研究多年，并长期致力于研究周围血管病的诊治标准化，1990 年主持完成三个疾病的中医诊断及疗效标准，至 2013 年拟定完成17 个疾病的中医证候标准。

陈氏从事中医外科及周围血管病研究 50 余年，临床上重视辨证论治及内外治疗相结合，积累了丰富的临床经验，在继承传统医学和创新方面有所建树，并根据长年大量临床经验研制出通脉宁胶囊、温脉通合剂、静脉炎口服液、祛湿消肿胶囊及外用温脉洗剂、宁舒洗剂等院内自制中成药系列，临床和实验证明均具有理想的临床疗效。

在临床上陈氏倡导以中医理论指导临床实践，认真继承，认真创新，外科疾病虽多为人体外在表现，但是脏腑功能失调可为主要的致病原因，尤其是现代社会生活方式等各方面的改变，外科致病因素由原来的感染或外伤为主，多转变为增生、过敏、免疫和代谢异常所导致。陈氏认为情志、饮食、过劳等导致的脏腑气血紊乱是致病的主要因素，各种变化引起脉络气血瘀滞是病变的主要原因，由此引起肢体（端）发生寒、热、湿、瘀、虚、失养，甚至化热酿毒等病变，疏通脉络是治疗周围血管病的基本法则。诊治疾病时要做到四个结合，即诊断疾病时要辨病与辨证相结合，辨病时须临床表现与检测手段相结合，辨证时要局部与全身辨证相结合，治疗用药时应内治与外治相结合。

陈氏重视中医科研并取得了令人瞩目的成就，且治学严谨，造诣颇深，先后主持多项国家级课题，主要有：卫生部招标课题"中医治疗动脉硬化性闭塞症的临床与实验研究"；国家科技部九五攻关课题"临床常见重点疾病诊治关键技术——温脉通防治动脉硬化性闭塞症（早期）的研究"，"肺栓塞的早期诊断与防治研究——下肢深静脉血栓形成的流行病学调查"；高等学校博士学科点基金资助课题"中药预防经皮经腔血管成形术后再狭窄的实验研究"；国家自然科学基金课题"温脉通治疗动脉硬化性闭塞症的机制和组方原理研究"。

陈氏于 1993 年编著了《中医血管外科学》，初步搭建了中医周围血管病的理论框架，并填补了中医诊治周围血管病没有专书的空白。2005 年在之前基础上编著《实用中医周围血管病学》，补充了大量新知识、新内容，总结了更多的临床经验，进一步完善了中医诊治周围血管病的理论框架。陈氏主编的学术专著还有《血栓闭塞性脉管炎》《周围血管病中医研究最新

全书》《血管疾病的血瘀与化瘀治疗》《基层中医临证必读大系·外科分册》
《中医外科护理学》《中医外科康复疗法》《中医康复新治疗荟萃》《周围血
管病的研究进展与中医治疗经验》《周围血管病效方验案》等。

二、理论特点

（一）糖尿病下肢病变的命名

陈淑长指出：糖尿病所造成的下肢病变绝不能仅仅着眼于外科可视角
度，而忽视了疾病发展过程的连续性，应从整体出发，动态观察，在早期
引起足够重视，防患于未然。陈氏认为，糖尿病患者下肢血管、神经病变
等往往容易伴随感染而导致腿、脚溃烂，甚则坏疽。这是糖尿病下肢病变
的后期阶段，也是糖尿病最严重的并发症之一。据不完全统计，在糖尿病
患者中，有1/3的人已经出现病情不等的下肢病变，这中间又有约15%的
人出现溃疡、坏疽，而在整个下肢截肢的病人中，糖尿病坏疽的截肢率占
非外伤截肢的50%；而在另一个统计中，糖尿病患者下肢截肢的危险性为
非糖尿病人的15倍。早在出现溃疡及坏疽之前，糖尿病患者就已经出现因
血液灌注不足所导致的疼痛、皮温降低等下肢血管疾病症状，或神经病变
导致的感觉阈值降低，或皮肤干燥、失荣、甚至出现水疱等局部皮肤疾患，
以及足部尤其是足趾关节骨骼畸形等症状，这时就应该引起医生和患者的
高度警觉和防范，在病变的早期予以积极检查和治疗。因此，结合糖尿病
早期出现的下肢各种病理性改变和诊治需要，陈氏认为，将其统称为"糖
尿病下肢病变"比较科学。这样便于在下肢刚出现问题的时候就被及时发
现，并可通过积极干预措施将其消灭在萌芽状态。通过对糖尿病下肢病变
的系统命名，可使医生及患者在早期对糖尿病下肢病变具有全面的认识和
预防，可以有效防止其往更深一步发展，能够在较大程度上避免坏疽现象。
否则患者如果治疗不及时或不对症，最后就有可能发展到需要截肢。

（二）病因病机

陈氏认为，糖尿病下肢病变建立在宿疾消渴病的基础上。消渴病主要

由于过食肥甘、醇酒厚味，损伤脾胃，运化失职，湿热内盛，消谷耗津；或七情内伤，化火伤阴；或素有阴虚，劳欲过度，耗伤肾精，虚火内生，故而导致消渴。以正虚为本，燥热为标，互为因果，最终累及肾阴肾阳。消渴日久，耗伤气阴，运血无力，而生瘀血，瘀阻脉络，气血不通，经口服降糖药及胰岛素治疗后，阴虚燥热之象已减，而气虚仍然存在，正气渐虚，邪气渐重，虚实夹杂的衍变过程。由于有消渴病正虚的基础，气虚加重则出现阳虚而脉络寒凝，同时气虚不能行血而出现脉络瘀阻，有时两者同现，邪瘀化热，而出现脉络瘀热，故脉络瘀热较非糖尿病性动脉硬化性闭塞症多见。如不慎外染邪毒或内毒外发，而出现破溃坏死。

在病机方面，陈淑长认为，该病的最根本病机为"瘀"，分为血瘀和湿瘀，血瘀包括气虚之血瘀、离经之血瘀、气血瘀阻之血瘀、久病入络之血瘀，此一系列内在原因导致患者体内热、湿、瘀、邪交蒸，阴阳平衡遭到破坏，加之外感六淫之邪侵犯机体，正不胜邪，导致经脉受损，脉络瘀阻，久则化热，热盛肉腐，热毒内蕴，发为脱疽。如感受外伤，邪毒侵犯机体，脉络瘀血化热，则症状进一步加重，导致热胜肉腐、筋烂、骨脱，而成为"脱疽"之证，以湿性坏疽最为多见，进展迅速，毒邪内攻脏腑，则高热神昏，病势险恶；若迁延日久，气血耗伤，则伤口难于愈合。

（三）证候及治疗特点

1. 阴血两虚、皮肤失养证　局部肢体凉感，皮肤色暗或有斑片、干燥、瘙痒、脱屑、或有浮肿，汗毛稀疏、脱落，肢体乏力、易疲劳，舌淡或有沟裂，苔白，脉细。此证为病变早期，消渴多年，亏耗津液，导致阴血不足，络脉气血瘀滞，皮肤失养。血虚不能润泽皮毛，故皮肤干燥；血虚生风，故皮肤瘙痒；络脉瘀阻不通，故皮色发暗生斑。舌淡、脉细为气阴（血）不足之象。

2. 气虚血瘀、肌肤脉络痹阻证　症见肢体麻木，感觉迟钝或丧失，刺痛或灼痛，足踝棉絮感，间歇性跛行，静息痛，夜间尤重，皮色紫暗有瘀斑，汗毛脱落，爪甲不荣，舌淡紫或有瘀斑，脉紧或细涩。

本证为病变进一步发展，气血郁滞，脉络不通，肌肤筋骨失于濡养。

故瘀血阻滞，不通则痛；肌肤失养，汗毛脱落；皮色瘀紫，舌淡紫或有瘀斑，脉紧或细涩，俱为瘀血之象。

3. 阴虚血瘀，肌肤毒聚阴疡证　皮肤溃疡，干枯无脓或少脓，颜色紫暗，皮肤干燥脱屑，无明显疼痛，不肿，肢端动脉搏动减弱或消失，足趾或足可见畸形。舌质紫暗，脉细。

本证为皮肤浅表溃疡期，患足阴血不足，瘀血阻滞，肌肤失养。感受邪毒，或毒热内生，毒聚肌肤，发为阴疡。肌肤失养故皮肤干燥脱屑，阴虚血瘀，故溃疡干枯无脓、颜色紫滞。舌质紫暗，脉细为阴虚血瘀之象。

4. 湿热瘀阻，肌肤筋骨毒腐证　肢端坏疽，溃破流脓，深入肌肉筋骨，痛如燔灼鸡啄，脓腐恶臭，肢体肿胀。舌红，苔黄腻，脉滑数。本证为湿热下注，蕴阻肌腠，热胜肉腐酿脓，故红肿破溃流脓，肢体肿胀；湿热毒邪腐伤筋骨，则坏疽，筋骨溃烂、坏死，舌红苔腻，脉滑数为湿热之象。

（四）治疗

对糖尿病下肢病变的治疗，中医讲究整体观念、辨证论治，在糖尿病下肢病变的各个阶段，有不同的治疗方法。这一点，医生要对患者的病情做出正确的分析和诊断，根据病情的不同，实施不同的治疗方法。

1. 内治

（1）阴血两虚、皮肤失养证

治则：益阴养血，通络润肤。

方药：四物汤合六味地黄丸加减。

药用：玄参15g，当归20g，生地黄15g，赤芍15g，山药10g，山萸肉15g，茯苓10g，泽泻10g，川芎10g，路路通30g，白蒺藜10g，荆芥10g，防风10g。

（2）气虚血瘀、肌肤脉络痹阻证

治则：益气活血，通脉止痛。

方药：桃红四物汤合四君子汤加减。

药用：黄芪20g，党参20g，当归20g，桃仁10g，红花10g，茯苓10g，白术15g，甘草10g，川芎15g，丹参30g，赤芍15g，川牛膝15g，地龙15g。

（3）阴虚血瘀，肌肤毒聚阴疡证

治则：养阴解毒，活血通脉。

方药：四妙勇安汤合四物汤加减。

药用：玄参20g，忍冬藤30g，生黄芪40g，当归20g，丹参30g，川芎15g，赤芍15g，川牛膝15g，地龙15g，炮山甲10g，荆芥10g，防风10g，生甘草10g。

（4）湿热瘀阻，肌肤筋骨毒腐证

治则：清利毒热，化瘀通脉。

方药：通脉宁合顾步汤加减。

药用：忍冬藤30g，连翘15g，生黄芪40g，川牛膝15g，地龙15g，丹参30g，当归20g，赤芍15g，茯苓15g，赤小豆30g，延胡索20g，紫花地丁15g。

2. 外治

外治，在未溃之时，参见动脉硬化闭塞症相关内容。已溃之后，处理原则为彻底清除坏死组织、疮口部充分引流。清创时应用蚕食法，每日逐步清除坏死失活组织，然后用中药洗液或抗生素药液冲洗后湿敷疮面；亦可用升丹祛除腐肉，然后外敷全蝎膏、生肌玉红膏以祛腐生肌；创面无炎症和脓腐后，改用生肌白玉膏生长伤口。

（五）预防、护理

首先要正确治疗糖尿病，将血糖控制在标准范围，从根本上切断糖尿病坏疽的源头，以保障下肢病变不向纵深发展。其次，应重视对糖尿病患者下肢的常规检查，每年应做下肢体检1~2次，彩色多普勒超声仪能较为准确地发现下肢病变的情况和程度，一旦发现异常时就予以治疗。三是注意对腿脚的保护，修剪指甲要小心，不过力搔抓皮肤，以避免外伤。四是不用过热的水浸泡下肢，也不能用温度过高的理疗仪。五是不要使脚受到挤压，患者穿的鞋袜要宽松，长期卧床者要经常变换体位，以免因挤压而产生创伤面。只要做到这些，糖尿病患者患溃疡、坏疽的可能性就会大大降低。

（六）病案赏析

李某，男，66 岁，1999 年 3 月 2 日入院。

主诉：右足背破溃近 1 个月。

患者有糖尿病史 8 年余，一直未重视，未进行治疗。1999 年 2 月初患者洗脚时不慎将右足背搓破，未予处理。随即出现右小腿及右足肿胀，灼热明显，并伴全身发热，体温 40℃，遂到某医院急诊科诊治，诊为"糖尿病酮症"，给予抗生素治疗，并皮下注射胰岛素早 10 单位，中 10 单位，晚 10 单位，晚 10 时 6 单位长效胰岛素，并对其左足清创处理。在该医院住院 1 个月，酮体消失，血糖控制较满意，为进一步治疗，而来我院住院。入院时见：右足背有一巨大溃疡面，约 12cm×7cm 大小，近似菱形，边缘较清，其内可见少许渗液及红色肉芽，溃疡周围无明显红肿，脱皮明显，无自觉症状。既往（1972 年）曾有急性心梗病史。

专科情况：右足背可见一大面积溃疡，约 12cm×7cm 大小，近似菱形，有明显渗出，筋膜及肌腱组织外露，周边与正常组织分界清楚，红肿不明显，右足及右小腿下部脱屑，左足背动脉搏动减弱，两足无明显疼痛感。右足 X 线片示，右足诸骨骨质轻度稀疏，未见骨质破坏。

西医诊断：①糖尿病足（右足）；②2 型糖尿病。

中医辨证：湿热瘀阻，肌肤筋骨毒腐证。

治则：清利毒热，化瘀通脉。

治疗：先后给予丹参注射液（40mL/d）、川芎嗪注射液（200mg/d），胰岛素继用。

中药口服及肢体泡洗，每日换药。中医治以清热利湿解毒，活血化瘀通络。方药：生黄芪 60g，玄参 15g，天花粉 15g，忍冬藤 60g，土茯苓 30g，连翘 15g，荆芥 10g，防风 10g，泽泻 40g，猪苓 30g，紫花地丁 30g，陈皮 10g，甘草 6g，外用宁舒洗剂泡洗湿敷。

2 周后，疮面缩小，周边覆盖一圈黑色被痂，部分已翘起，有少许渗液，未见明显脓性渗出，臭味减轻，右足近踝部疮面略有知觉，但右足略肿，方药改为：生黄芪 60g，玄参 15g，天花粉 15g，山药 15g，知母 10g，忍冬藤 60g，连翘 15g，荆芥 10g，防风 10g，泽泻 40g，猪苓 30g，土茯苓 30g，紫花地丁 30g，车前子 30g（包煎），陈皮 10g，甘草 6g。

又 2 周后，疮面继续缩小，无明显渗出，疮面色暗，周边为黑色痂皮，处方如下：生黄芪 80g，当归 10g，丹参 30g，牛膝 30g，土鳖虫 10g，蜈蚣 3 条，鸡血藤 30g，赤小豆 30g，地龙 15g，玄参 30g，泽泻 40g，连翘 30g，银花 30g，紫花地丁 15g，防己 10g。服 7 剂后，左足背疮口周边黑痂已清，红色肉芽进一步增大，以益气活血，化瘀利湿，通络为法。方药：生黄芪 60g，党参 20g，茯苓 30g，白术 15g，当归 20g，赤小豆 20g，薏苡仁 30g，玄参 20g，丹参 20g，赤芍 15g，忍冬藤 60g，连翘 20g，陈皮 15g，川牛膝 15g，泽泻 40g。服 14 剂后，疮面已明显缩小，溃疡油纱条覆盖。守方继服至疮面愈合。

【医话】

此案整个治疗过程分为三个阶段：第一阶段以清热利湿解毒为主，治疗后渗出减少，臭味减轻。第二阶段在补气养阴，清热利湿解毒的基础上，加强了活血药的应用。陈淑长在治疗以肿胀为主的疾病时，重视活血药的应用，认为血流状况的改善，不仅有利于远端动脉供血，也可以促进静脉血回流，常常在利湿消肿的同时，配伍使用活血药，如丹参、当归、地龙等。药后肿胀消退，疮面新鲜。第三阶段以益气活血为法，治疗思路清晰，疗效可靠。

第二节　奚九一诊治糖尿病下肢病变理论与经验

一、名家小传

奚九一，主任医师、教授、博士研究生导师，全国老中医药专家学术经验继承工作指导老师，上海市名中医，享受政府特殊津贴，国家人事部批准暂缓离休的高级专家。是我国著名的中西医结合脉管病专家和学术带头人，从事中西医结合临床科研教学工作 50 余年，在诊治脉管病上首创"因邪致瘀、分病辨邪、分期辨证、祛邪为先"的学术观点。1987 年首先发现并报道了"奚氏糖尿病足筋疽"的新病症，曾获科技成果奖 12 项，其中卫生部级 5 项、市局级等成果奖 7 项；曾负责国家"八五"攻关课题"肢体动脉粥样硬化症"和"十一五"攻关课题"糖尿病足的防护与治疗"及上海市重大疾病课题"奚氏糖尿病足筋疽"等重大项目。

奚氏现任上海市中西医结合医院脉管科学科带头人；上海市中西医结合脉管病研究所所长；原国家中医药管理局全国中医脉管病医疗中心主任；历任中国中西医结合学会周围血管病专业委员会副主任委员、顾问、中华中医药学会周围血管病分会顾问；上海中医药大学专家委员会委员；上海市第一人民医院国际医疗保健中心著名专家特约顾问；上海市名老中医诊疗所特约专家顾问；复旦大学附属中山医院特约高级医疗顾问；上海中医药大学附属曙光医院特约高级医疗顾问；上海市卫生局高级职称评审委员会中西医结合学科组委员；上海市中医药工作咨询委员会委员；全国中医脉管病专业委员会顾问；香港保健协会特约专家顾问。

二、奚九一中西医结合诊治糖尿病足理论与经验

（一）提出糖尿病足新分类法与治则

奚九一在长期临床实践中发现糖尿病足以现有分类在诊断和病理分类上有一定意义，但是对于临床治疗上缺乏指导意义，于是他结合临床提出了新的分类方法及相对应的治疗方法，且疗效确切。特别是奚九一于1987年首先提出高血糖致足部肌腱变性坏死是糖尿病足的又一主要发病因素；糖尿病足筋疽是糖尿病足的一个最常见的病理类型；采用清法，即清热解毒祛湿中药结合祛腐清筋术是有效治疗糖尿病足坏疽的重要方法。

1. 皮肤变性皮损型——湿犯皮损

患足趾跖表皮散在透明水疱，趾丫糜烂、潮红，渗出脂水较多或湿疹样浅溃疡。伴有局部皮肤轻度肿胀，或趾跖有橘皮样肿（局部淋巴水肿），中老年可出现足跖及掌缘，皮肤皲裂粗糙、鳞屑痂呈慢性浅溃疡。但也可经久不愈，深入皮下组织，引起组织坏死。患足动脉搏动可有或无，抬高苍白试验为阴性。

治则：清热利湿。

内服：①陈兰花冲剂；②茵陈、山栀、黄芩、黄连等。

外用：①海桐皮、威灵仙、皂角刺；②甲硝唑（液、粉）、新洁尔灭酊；③复方咪康唑软膏、宝龙康软膏（复方酮康唑软膏）。

要重视低蛋白血症与足癣，注意干燥、清洁，大部分可避免糖尿病足坏死的发生。

2. 肌腱筋膜变性坏死型（筋疽）——湿郁筋损

临床局部呈肿胀，潮红灼热，渐至湿性坏死。患足血供良好，肢端无明显缺血征象，大多足背动脉及胫后动脉搏动良好，如有肢端动脉闭塞，但抬高苍白试验为阴性，皮温较健侧高，色泽、代偿较好，且无明显静息痛。

本证病机，奚氏认为："久消气阴两虚，气虚生湿，阴虚损筋；湿郁筋肿，郁而化热，筋腐成疽。"本病属中医"阳证""热证"，不属于一般缺血性脱疽的"阴证""寒证"。

治则：急则治标，采用中西医结合的"清法"；缓则治本，使用"养法"巩固疗效。

内服：①陈兰花冲剂、除消通脉冲剂；②茵陈、苦参、山栀、黄芩、黄连、大黄等。

外用：①一枝黄花、半边莲、黄精；②0.5%甲硝唑湿敷。

急性期的治则，要控制发展，"湿去自缓"，但持"活血化瘀法"难以控制。

3. 血管闭塞缺血性坏死型（脱疽）——痰湿瘀阻

有微血管、大中血管闭塞两种类型。

（1）趾端浅瘀症——皮肤毛细血管痉挛、郁血性迁滞

较少见。两足趾对称性或多个趾面，散见细小花絮状紫纹或浅瘀色，指压可退色，但回流缓慢，渐呈茧壳状分离脱落。如无继发感染，一般不致形成溃疡。趾体与前跖可无发绀，可有郁积性刺痛，大多尚能缓慢步行。

胫后及足背动脉搏动减弱或正常，抬高苍白试验：阴性或弱阳性；皮肤浅表紫纹，早期有可逆性。

治则：益气温阳。

内服：①阳和通脉片；②黄芪、桂枝、细辛、鹿角片、熟地黄、益母草等。

外用：703 粉合清膏粉调涂患趾。

（2）肢体血管闭塞坏死症——大、中血管硬化狭窄或闭塞

较常见。肢端缺血征明显，如趾跖苍白、发绀，单个或多个趾端逐渐瘀黑，呈上行性干性坏死伴感染，发展较快；伴间歇性跛行，静息痛剧烈。

颈动脉及腹主动脉、股动脉可听到吹风样杂音，足背及胫后动脉搏动消失，抬高苍白试验：强阳性/5~10秒。

治则：清脉软坚化痰。

内服：①软坚清脉饮；②制首乌、海藻、豨莶草、牡蛎、蒲黄等。

患足前半跖坏死，治疗后分界较快者，可作前半跖切除缝合；如高年伴有心、脑、肾疾患，静息痛难以忍受者，可考虑及早做膝下截肢术。

4. 末梢神经变性麻痹型——下消风痹之肝肾虚证

（1）寒痹症——寒痹

较多见。足趾、跖踝麻木或刺痛、发凉，对称性双足感觉障碍。或有单个肢体疼痛感觉明显者。患足掌踏地均有踩棉絮感。少数有"肢冷"，入夏尚穿棉袄，下寒及于足，上寒及于膝股者。

足背动脉及胫后动脉搏动存在。抬高苍白试验：阴性。

治则：温补肝肾。

处方：①首乌保元冲剂、追风灵片；②黄芪、首乌、熟地黄、山萸肉、鹿角片、五味子等。

本症由于下肢感觉障碍，不知冷热，故最易受烫伤、外伤感染，致形成坏死，可从筋疽治则处理。

（2）灼热性肢痛症——热痹

较少见。患肢有烧灼性疼痛，或伴放射痛，夜甚，肢体触觉敏感。

肢端无明显缺血性体征。足背动脉、胫后动脉搏动较为亢进有力。

治则：养阴清络。

处方：①清络通络片；②牛角片、生地黄、玄参、地榆、五味子、生石膏等。

5. 趾跖骨变性萎缩型——下消骨痹之肾虚证

（1）趾骨萎缩症——骨萎之寒证

极少。高年趾骨吸收，萎缩畸形，肢端怕冷。

足背动脉、胫后动脉搏动存在，无明显缺血体征。

治则：补肾养髓。

处方：①金匮肾气丸、附桂八味丸等；②刺五加片。

（2）趾骨骨髓炎症——骨痹之热证

较常见。多由糖尿病足坏疽感染引起趾骨骨髓炎。

治则：清法治疗，分界后切除愈合。

处方：陈兰花冲剂、除消通脉冲剂、透骨消肿冲剂。

上述五大类型常分12个症，可单独或同时并见或相继发生，但多以某一种病理改变为主。

（二）常用方药

1. 糖尿病合并肢体动脉硬化性闭塞

（1）急性期

内治：以清化痰湿，软坚通脉为主，重在祛除病邪。

基本方：首乌、海藻、牡蛎、垂盆草、蒲黄、豨莶草、甘草，煎服。

（2）慢性稳定期

内治：益气补肾，软坚通脉法为主。重在补益扶正。

基本方：炙黄芪、首乌、白术、海藻、煅牡蛎、豨莶草、大黄、甘草。

2. 糖尿病足坏疽（筋疽）

（1）皮肤变性皮损型辨证要点——湿犯皮损（阳证）

中医辨证属湿热证，治宜清热利湿法。

基本方：茵陈、山栀、黄芩、黄连等。

（2）奚氏肌腱筋膜变性坏死型（筋疽）辨证要点——湿郁筋损（阳证）

中医辨证属湿热证。治宜急则治标，采用中西医结合的"清法"；缓则治本，使用"养法"巩固疗效。

基本方：茵陈、苦参、山栀、黄芩、黄连、大黄等。

（3）血管闭塞缺血性坏死型（脱疽）辨证要点——痰湿瘀阻（阴证）

有微血管、大中血管闭塞两种类型。

1）趾端浅瘀症——皮肤毛细血管痉挛、郁血性迁滞

中医辨证属肾阳虚证，治宜益气温阳。

基本方：黄芪、桂枝、细辛、鹿角片、熟地黄、益母草等。

2）肢体血管闭塞坏死症——大、中血管硬化狭窄或闭塞

治宜清脉软坚化痰。

基本方：制首乌、海藻、豨莶草、牡蛎、蒲黄等。

（4）末梢神经变性麻痹型辨证要点——下消风痹之肝肾虚证

1）寒痹症

治宜温益肝肾。

基本方：黄芪、首乌、熟地黄、山萸肉、鹿角片、五味子等。

2）热痹（灼热性肢痛症）

治则宜养阴清络。

基本方：牛角片、生地黄、玄参、地榆、五味子、生石膏等。

（5）趾跖骨变性萎缩型辨证要点——下消骨痹之肾虚证

治宜补肾养髓。

处方：金匮肾气丸或刺五加片等。

三、病案赏析

【医案1】

周某，男，58岁，上海市人，2005年3月16日初诊。

患者出现趾丫湿糜2月余，伴皮肤瘙痒。糖尿病足病史2年，双下肢经常出现水疱，丘疹等损害，反复发作。本次两个月前再发，足背皮疹，趾丫湿糜。几经治疗，现皮肤粗糙，痒甚，伴便秘，两手发麻，四肢偏凉。查体：两足有两趾瘢痕形成（先起水疱）。足背少许丘疹，趾丫白糜。前臂及臀部增厚鳞屑。两足背动脉（＋＋）。舌质淡，苔薄白，脉细弦。

诊断：①糖尿病足——慢性湿疹；②2型糖尿病。

辨证：阳虚血亏，湿阻风盛。

治则：养血温经，祛风除湿。

处方：①炙黄芪15g，制首乌15g，鹿角片10g，白蒺藜15g，炙甘草5g，桂枝10g，浮萍15g，荆芥、防风各12g，生大黄5g，炒白术15g。14剂，煎服，1剂/日。②除消通脉冲剂2大包，1小包/次，2次/日，口服。③刺五加片2瓶，6粒/次，2次/日，口服。

复诊：患者慢性湿疹改善，皮损增厚已平，鳞屑已净，时有作痒，怕冷易汗，大便易下，舌苔薄腻，脉细。糖尿病多湿，属久消肾虚、血虚之证。仍守上法：①炙黄芪15g，炒党参15g，炒苍术、炒白术各15g，制首乌15g，肉桂3g。②鹿角片15g，阿胶9g（冲），枸杞12g，白蒺藜10g，炙甘草5g。14剂，煎服，1剂/日。③除消通脉冲剂2大包，1小包/次，2次/

日，口服。

【医案2】

徐某，女，84岁，上海市人，2005年6月20日初诊。

双下肢皮肤作痒已5~6年，现皮肤瘙痒甚，下肢麻木感。有糖尿病史20年，现血糖6.5mmol/L。检查：两足背动脉（－），胫后动脉（－），无发绀，两下肢自大腿而下至足有散在丘疹红斑点。舌嫩红，脉细。

诊断：①糖尿病足；②2型糖尿病。

辨证：湿重夹风。

治则：祛风清热除湿。

处方：①生地黄30g，地骨皮15g，荆芥、防风各15g，浮萍15g，生石膏60g（先煎），蝉衣12g，六一散15g（包）。14剂，煎服，1剂/日。②复方咪康唑软膏，3支，外用。

【医话】

以上两位患者是属糖尿病足皮肤病变。奚氏认为，糖尿病慢性皮肤病变多属气阴两虚，血虚风燥所致；神经病变则为阳气不足，风阻脉络造成，同时都有风湿之邪凝滞肌肤脉络。一般以黄芪、首乌、阿胶益气养血，地骨皮、生地黄、熟地黄养阴润燥，白蒺藜、浮萍、荆芥、防风祛风除湿，白术健脾化湿，生大黄利下给邪出路，并可散出毒邪，甘草调和诸药。糖尿病皮肤病变多与糖尿病周围神经病变密切相关，常与鹿角片、桂枝温阳通络之品同用。

第三节　迟景勋治疗糖尿病下肢病变理论与经验

一、名家小传

迟景勋，山东胶州市人。1965 年自山东中医学院医疗系毕业后分配到济南市中医院外科，长期从事中医外科临床工作。从 1984 年起担任济南市中医院院长，兼任中华中医药学会周围血管病分会副主任委员，山东省中医药科学技术专家委员会常务委员，济南中医学会副理事长、济南市政协、市科协委员等职。1987 年被山东省及济南市科协评为优秀科技工作者。

大学毕业后，他就工作在全国享有盛誉的济南市中医院外科。名老中医的言传身教，使他全面继承了中医外科传统的治疗方法，并不断吸取其精华，充实和提高自己的学术水平。在长期的医疗实践中，他注意结合临床实际，潜心于中医经典著作和外科专著，从而能够灵活运用《外科正宗》《医宗金鉴》及《外科证治全生集》等医籍，同时积极借助现代医学诊疗技术，治疗外科常见病、多发病和某些疑难杂症，尤其擅长治疗血栓闭塞性脉管炎、血栓性静脉炎、疮疡和乳房疾病，经验丰富，疗效显著。他从医近 50 年，尊古而不泥古，创新而不失中医特色，并形成了独特的学术观点，成为理论造诣颇深、临床经验丰富的一代中医外科学家。

在治疗上，他十分注重辨证施治，强调"治外必本于内，知其内以求其外""治外不知内，非其治也"的学术思想，善于内治与外治结合，局部与整体综观，因而可获得卓越的疗效。如在治疗血栓闭塞性脉管炎的实践中，他摸索出治疗的规律，认为该病并非一方一法所能奏效，要标本兼顾，内外结合。在该项科研的研究报告中，系统提出了分期分型的辨证要点和有效的治疗方药，受到国内同行的好评与关注。通过对 450 例患者疗效分析，总有效率为 92.3%。对血栓性静脉炎，他认为该病多属湿热瘀滞下注为患，初期治疗以利湿清热为主，并总结出一系列行之有效的基本方剂。在疮疡有头疽溃后的外治上，独辟蹊径，大胆创新，采用化腐生肌法与脓肿切开相结合，改切大口为多个小"十"字形切口的刀法，以尽力保留局部正常皮肤，促使创口早日愈合。

近几十年来，他积极撰写学术论文，领导和主持科研课题的研究工作，先后在全国性或省市级期刊杂志发表论文 10 余篇，其中"茵陈赤小豆汤治疗血栓性静脉炎""补托法的临床应用"等论文分别发表在《中医杂志》和《山东中医杂志》。参加编撰的"以中医中药为主治疗血栓闭塞性脉管炎 450 例疗效分析"一文荣获山东省自然科学优秀论文二等奖。

二、迟景勋治疗糖尿病下肢血管病变理论特点

糖尿病下肢血管病变多合并血栓闭塞性脉管炎，出现下肢末梢干黑、坏死，甚至截肢。迟景勋指出，合并糖尿病之血栓闭塞性脉管炎其病变根本在于气血，认为"治外必本于内，知其内以求其外"，采用内治与外治，局部与整体结合之法，通过早期内服中药汤剂，晚期内外兼治之法治疗糖尿病下肢血管病变，可取得良好效果。

（一）内科辨证

中医辨证分为瘀滞型、湿热型和热毒型三型。寒凝血瘀，郁久化热的初期阶段，一般属于瘀滞型和湿热型，当病情发展，瘀久化热的炽盛阶段则属于热毒型。瘀滞型用益气活血清热法治疗，以补气消瘀，扶正祛邪；湿热型用清热利湿法为主治疗，热毒型多有热盛伤阴表现，用滋阴解毒法为主治疗。由于三期一级脉管炎（坏死期）是在瘀阻的基础上发展形成，所以治疗方剂中多重视活血化瘀药的应用，以祛除瘀血，流通血脉，促进肢体侧支血管的建立，改善患肢血液循环。中医辨证论治强调整体观念，重视临床证候的变化，因此辨证分型不是固定不变的，各型之间可以相互转化，而治疗原则和方药也就不同。

1. 瘀滞型　宜益气活血，通络化瘀。内服顾步汤加味：生黄芪 15 ~

30g，党参9~15g，当归12g，金银花、鸡血藤各30g，石斛12g，生甘草3g，桃仁、红花、地龙各9g。

2. 热毒型　宜滋阴解毒，活血消肿。内服四妙勇安汤：金银花、玄参各60g，当归30g，生甘草18g。

3. 湿热型　宜清热利湿，芳香化浊，通络消肿。内服茵陈赤小豆汤：茵陈、生薏苡仁各30g，赤小豆18g，苦参12g，苍术、黄柏、防己、泽泻、佩兰、白豆蔻各9g，木通6g，生甘草3g。根据证候变化，还可内服五神汤（金银花、紫花地丁、牛膝、茯苓、车前子），四红汤（紫草、紫参、茜草、丹参），柴胡紫参汤（柴胡、紫参、金银花、蒲公英、板蓝根、当归）等。

（二）局部处理

1. 趾（指）轻度感染未破或干性坏疽，用白芷粉或甘草粉外敷包扎，以促进炎症消退。肢体有浅静脉炎时，外敷金黄软膏或消炎软膏。

2. 如有坏死组织，脓多者，宜用白灵药或月白珍珠散、化腐散，外敷黄连膏或全蝎膏、紫草膏。或用抗生素溶液湿敷换药，当创面干净时，改用玉红膏纱布换药。趾（指）溃烂局限，出现明显的分界线时，可施行坏死组织切除术。

第四节　杨鹤侪治疗糖尿病下肢病变临床经验

一、名家小传

杨鹤侪教授，男，天津市中医院主任医师，祖传中医，其父杨新三为天津市著名外科老中医，乃津门名医高思敬之嫡传弟子。行医近50载，精于中医外科，擅长血栓闭塞性脉管炎、下肢慢性溃疡的诊疗。杨氏以中医药为主治疗糖尿病性下肢血管病变，可取得满意疗效。

二、杨鹤侪治疗糖尿病下肢病变理论特点

（一）以通立法，驱邪逐瘀

杨鹤侪继承了杨新三老中医的学术思想，提出糖尿病下肢血管病变乃以虚为本，邪入致瘀。诸脏之虚，功能失调是其发生的根源，尤其是心、脾、肾三脏之虚损。心主血，心阴虚则血不足，脉络空虚。心阳虚则鼓动无力，气血不能温达四末。脾虚则运化失司、寒湿侵入、留注络脉，络道瘀阻，气血凝滞。肾主骨，肾阴虚则骨髓空，骨失所养。肾阳不足，则寒湿乘虚而入，致使气血凝滞，脉络闭阻而生。杨鹤侪指出，糖尿病下肢血管病变以血瘀为总的病理基础，贯穿病程始终，为主要矛盾，需全力攻克。在选方用药上，杨氏主张峻剂猛攻，以达到加大通力之作用。临床多采用攻血散结之抵当汤加减，方中水蛭、虻虫一飞一潜，为善吮血之虫，能除痹着之干血、死血；桃仁破瘀行血，大黄逐瘀通经，四药合力，根据虚寒、热毒、虚损等不同的具体情况予以加减，每多收效。

（二）勤求经典，博采众家

杨鹤侪身为外科医生，却强调内科也必须精通，以中医整体观念达到

内外统一。受师祖高思敬影响，杨鹤侪极力反对门户之见，积极博采众家之长，从不闭关故步自封。同时积极吸收现代医学先进成果，对于中医外用药进行了一系列创新研究。在外治法中，其创造性采用湿润烧伤膏（MEBO）治疗糖尿病下肢慢性溃疡，解决了传统中药生肌象皮膏虽具有长皮之功却无抗炎之效的缺点，为中药外用药获得现代诊疗常规认可做出了卓越贡献。通过实践证明，在换药中发现溃疡创面涂上 MEBO 后即刻形成一层薄薄的保护膜，此保护膜抑制了创面细菌的生长和繁殖，控制了炎症的扩散。同时也可见到感染的创面液化物增多，引流通畅、肉芽鲜活，这正符合中医外科"煨脓长肉"之说。杨鹤侪指出，外用 MEBO 可促使嗜中性粒细胞吞噬细胞中溶血酶的增高，从而加强了创面抗感染的能力，也加速了创面的修复。

（三）药法兼备，简便廉验

杨鹤侪指出，糖尿病下肢病变以溃疡最为棘手，由于其病程极长，严重影响患者的正常工作生活，不但令患者痛苦，且加重陪护及经济负担，因此治疗此类疾患，不但要保证疗效，且要考虑患者的经济承受情况。杨鹤侪经过不断摸索和大胆尝试，独创臁疮洗剂（药物组成：黄柏、黄芩、大黄、苦参、五倍子）清洗溃疡面脓腐，通过三黄的抑菌作用，结合温水冲洗以促进组织充血，改善局部血液循环。创立无汞去腐丹，其去腐作用相当于汞制剂的五五丹。因其不含有汞成分，可以免除汞吸收、汞中毒的弊端，主要药物露蜂房其化学成分为蜂蜡及树脂。自创外敷药（夹布膏，药物组成：乳香、没药、阿胶、枯矾等，上药研极细末，用香油、黄蜡特制成膏），此膏乃家传多年的夹纸膏精炼而成。《疡医大全》云："毒未尽则提脓外出，如毒已尽则收口。"乳香、没药有散瘀消肿、生肌定痛的作用；枯矾含有硫酸铝钾，有消炎、收敛、止血、去腐的作用，用之可减少组织渗出，促使组织修复；阿胶含有明胶、蛋白质及氨基酸等，具有加速血液中红细胞和血红蛋白生长的作用。临床证明臁疮洗剂与夹布膏配合应用，其去腐生肌之力很强，夹布膏更偏重生肌。

第五节　胡慧明"溶栓汤"治疗糖尿病足临床经验

胡慧明系天津中医学院（现天津中医药大学）第一附属医院外科主任医师，擅治周围血管疾病，经验十分丰富。在自创"通脉散"的基础上又拟"溶栓汤"，用以治疗多种周围血管疾病。

组成：牛膝、地龙、水蛭、当归、泽泻、苍术各10g，连翘15g，忍冬藤、丹参各30g，壁虎粉1.5~8g（冲服）或壁虎10g同煎，皂角刺45~60g，生甘草6g。水煎服，每日1剂。

功用：活血化瘀，清热利湿，散结止痛。

主治：血栓闭塞性脉管炎、下肢血栓性静脉炎、糖尿病坏疽、动脉硬化性坏疽、臁疮腿（大隐静脉曲张合并慢性溃疡）、下肢丹毒、下肢慢性骨髓炎等疾病。

方解：以地龙、水蛭化瘀通脉为主；辅以丹参、当归加强和营之功，并兼养血，以达化瘀而不伤正；佐以泽泻、苍术利湿，忍冬藤、连翘、壁虎解毒止痛，牛膝活血引药直达病所，皂角刺消肿散结，生甘草解毒，调和诸药为使。共奏活血化瘀，清热利湿解毒，散结止痛之功。

【病案赏析】

患者，男，71岁，患有糖尿病史30余年。右足大趾及足背突发黑坏死，伴高热2天，诊为糖尿病坏疽收入院。入院后予抗炎、降糖治疗，1周后热退，坏死基本停止，改中药溶栓汤，连翘加至30g，黄柏10g，生黄芪30g，生地黄30g，象牙粉1.5g（冲），每日1剂。局部外敷金黄膏，每日1次。1周后上方去连翘，加白术10g，每日1剂。1个月后好坏组织分离，施足大趾离断术，术后继服前药，伤口改敷生肌象皮膏，每日换药1次。前后治疗54天，伤口愈合而出院。

【医话】

下肢坏疽属中医脱疽，常见有血栓闭塞性脉管炎、糖尿病坏疽和动脉硬化闭塞症。皆有局部皮肤变黑，属缺血性坏死。胡老常使用"通脉散"治疗，结果表明通脉散对动脉血栓形成后下降的皮温有回升作用，可改善局部组织血液供应情况；可扩张动脉末端中小毛细血管；可降低血液黏稠度。

溶栓汤是胡老在通脉散基础上加味而成，在此方基础上又加了化瘀、清热、散结、止痛药物；糖尿病坏疽和动脉硬化性坏疽多发于年老体弱之人，属气阴两虚，舌多胖大而嫩，故方中多加入益气养阴之品，如生黄芪30g、党参10g、生地黄30g。坏死者再加象牙粉1.5g（冲），以加速好坏组织分离。胡老用溶栓汤治之，多数病人可免截肢之苦。

第六节　栾兴志治疗糖尿病下肢病变临床经验

一、名家小传

栾兴志，男，主任医师，黑龙江中医药大学名老中医。行医近 50 载，精于中医外科，擅长脉管病、血管性皮肤病的诊疗，以中医药为主治疗糖尿病性下肢皮肤及血管病变，取得了满意疗效。

二、栾兴志治疗糖尿病下肢病变理论特点

（一）三期分型治疗糖尿病下肢慢性溃疡

栾兴志指出，糖尿病下肢溃疡主要责之于气血运行失常，消渴致津亏，津亏则生热，炼津成痰，痰阻气滞，气滞则血瘀，继而生热化毒，湿热下注，浸淫皮肤，发为溃疡。初期表现为以消渴为主，患者下肢虽未溃破，但色素沉积，皮屑脱落，皮肤质地变薄且脆，甚则可见黄色滋水渗出，如患者合并血管炎，则小腿可出现由于站立过久后肌肉疲劳胀满之感觉。如不治疗继而出现局部静脉肿胀，延静脉走向可触摸到一条硬索状肿物，压痛明显，周围皮肤出现红斑时有水肿，时有作痒，脉象多沉缓或弦数，舌苔白。

初期治则：通脉活血以解痉。胸膜部静脉炎加疏肝理气药物。

方用：黄柏苍术方（黄柏、苍术、金银花、蒲公英、蜈蚣、地龙、车前、土茯苓、牛膝、丹参、陈皮、菊花、龙骨、牡蛎）。外用三消膏（药物主要由黄柏苍术方研粉成膏）。

如病情迁延不愈，中期可见足靴部皮肤溃烂，尤以胫骨内侧中下 1/3 处为甚，滋水淋漓，臭秽难闻，肉芽晦暗，坏死组织暴露。此多由于体内气

血运行不畅，气滞生热，痰多生湿，湿热之毒流窜下注，会于脾经之三阴交处，发为溃疡。中期治则为清热利湿，这个时期湿热之毒为甚。以化湿消肿为主，减少肿胀对下肢血管的压迫，使血流通畅，从而达到止痛消肿，血脉通畅的目的。黄柏苍术方加全蝎、土鳖虫、红藤、川芎、三七粉、泽泻、猪苓等。痛甚者加炙米壳（罂粟壳）、延胡索等。

后期主要是气血两虚，气血不足，疮口难敛。临床表现为溃疡日久不愈，边缘下陷如缸口状，肉色灰白或暗红渗液恶臭，溃疡周围皮肤呈暗红或紫黑，或因渗出液浸淫而并发湿疹。如经久失治，或误治迁延，多年不愈有恶性病变之可能。治则：养血和营，通经生肌为主。方仍用黄柏苍术方加黄芪、黄精、阿胶等，或中成药：西黄丸。外用：三消膏，疮面用生肌膏。

（二）虫药破血治疗糖尿病下肢血管病变

栾兴志认为，糖尿病下肢血管病变多广泛发生，其根源在于血瘀，由于病程日久，瘀甚成结，成为干血，阻塞脉道，肢末失于濡养而发生。陆渊雷曾指出："干血者，血管中形成之血栓……"栾兴志认为，干血为极瘀之血，阻塞脉道，普通行气活血之品药性轻浅，无法给其致命打击，解决之法需采用虫药破血逐瘀，方用大黄䗪虫丸。大黄䗪虫丸，载于《伤寒杂病论》，几千年来是为治疗血痹虚劳证而设，虽为妇科干血痨常用代表方剂，但临床并未广泛应用，多以大黄䗪虫丸之名，闻之而不敢服用，因之大受约束。而我们在探讨该方之作用机制时，发现该方能治疗血栓所致疾病，该方又多具活血化瘀之品，更有前人治病的依据，故采用之。根据异病同治的原理，应用于周围血管疾病。近年来报道多见以活血化瘀法大量应用于临床治疗而取效的事实，栾兴志大胆采用此方是经对血瘀本质的研究发现的。该方中的某些虫类药，以不同角度，虽有不同的药理作用，但就其共性来说，都具有活血化瘀和散结消癥等作用。

（三）脱疽证治经验

脱疽主要由于内伤七情、情绪激动而肝血不足；房事过度，耗伤精血而肾亏；外感以严寒涉水，寒湿下受，外伤以及吸烟刺激，以致肝肾不足，寒湿凝聚，瘀阻经络，闭塞不通，气血运行不畅而成，寒湿之邪易导致本病。寒湿为阴霾之邪，最易伤人阳气，血得温则行，遇寒则凝，寒凝血瘀，经络阻塞不通，不通则痛，肝血不养则麻木，肾气不足则下肢酸软无力。趾（指）为人体之四末，易为寒湿所侵，肾阳不足，阳气不能畅达四末，则四肢不温。当寒湿郁久化热，热盛肉腐则形成溃疡、坏疽。肝主筋，肾主骨，故本病后期可有损筋伤骨、趾指脱落等特点。若因热毒烂盛，疼痛彻夜不眠，以致阴液耗伤，常出现伤阴之证。病之后期，虽趾（指）骨脱落，疼痛缓解，由于脓水淋漓不止，久不收口，以致气血亏损，故又可出现气血两虚的症状。

　　总之，由于内外综合因素引起脏腑之间的失调，经络发生闭塞，气血运行受到干扰，是本病发生的基本原理。

第七节　赵尚华治疗糖尿病
下肢病变临床经验

一、名家小传

赵尚华，山西人，1969 年毕业于北京中医学院（现北京中医药大学）中医系，原山西中医学院外科教研室主任、教授、主任医师，兼中华中医药学会外科分会副主任委员，中华中医药学会周围血管病分会副主任委员，中华中医药学会中医外治分会副主任委员，《中医外治杂志》主编。赵氏长期从事中医外科学的教学、临床和科研工作，特别对周围血管病、乳房病和部分肿瘤的中医治疗有独到经验。主要著作有《中医外科心得集》《乳房病》《中医外科外治法》《中医外科方剂学》《中医外科学》《中医皮肤病学》《中国百年百名中医临床家丛书·张子琳》《21 世纪课程教材·中医外科学》等四十余种，其中 6 部荣获国家和省级优秀科技著作奖。《中医外科外治法》《中医外科方剂学》填补了中医外科长期以来缺乏相关专著的空白；《中医皮肤病学》是中医本科成人教育中的第一本正式教材。发表论文约 50 余篇。2004 年经世界教科文卫组织专家学术委员会确定，正式成为"世界教科文卫组织专家成员"。2008 年被推选为第四批全国老中医药专家学术经验继承工作指导老师。

二、赵尚华治疗糖尿病下肢病变理论特点

赵尚华认为，糖尿病足及相关下肢血管病变是糖尿病患者特有的临床表现，作为糖尿病后期血管、神经的严重并发症之一，也是糖尿病患者致残致死的重要原因。多发生于年龄较大、病程长而病情控制不佳的患者。糖尿病足患者当下肢血管发生动脉硬化后，可引起管腔狭窄而造成下肢缺

血、缺氧，一旦损伤不易愈合，久则继发感染和形成溃疡而导致坏疽；或因神经病变使足部皮肤干裂、感觉迟钝，造成外伤、伤口久不愈合，导致皮肤感染、溃烂、坏死。中医认为本病病因有二：第一，肾虚之体，髓海不足，脉络空虚，阴寒湿邪，乘虚侵袭，寒湿痰浊，凝滞于经脉之中，造成经脉痹阻，气血瘀滞，阳气不能下达，以致经脉不通而发病。病邪滞久而化热，热盛肉腐，甚至五趾相继坏死。第二，火蕴脏腑，寒湿外侵而成。多因过食膏粱厚味，辛辣炙煿，火毒内生，或用丹石、房术之药，淫火猖狂烁于骨髓，寒湿外侵，如此内热外寒，经脉阻塞，气血瘀滞，乃发此证。

毒邪为什么会聚于趾指呢？中医理论认为：人身气血周流于上下，则毒气不会聚于一处，毒邪聚结，气血凝滞，乃乘气血不足之故。糖尿病下肢血管病变生于肢末，气血不能充达之处，正说明气血本虚，是本病重要原因之一。

（一）重视初诊，善于守法

赵尚华在治疗糖尿病下肢病变时尤其重视初诊，指出"先入为主"为客观规律。赵尚华指出，医者对病人初诊的印象深刻，经过四诊合参，得出结论，确定治疗法则，这对疾病全过程影响极大。如果没有特殊的新发现，临时改变治则是困难的，而且是没有好处的。再者，如果初诊错误，则贻误病机，每使轻病转重，重者致危。赵尚华认为，初诊应包括：详细了解病史，审清病因，重视主诉；全面查体；对外疡的局部症状更应仔细观察；望闻问切四诊合参；有条件者应该结合西医诊断；然后进行综合分析，也就是辨证；最后确定治疗法则，处方用药，每一个环节都不能有半点疏忽大意。赵老善于守法，指出对疑难杂症和慢性病如脱疽等，在正确的初诊基础上，必须勇于守法，善于守法。如果患者的基本病变没有改变时，就不应该随便易方。因为这些疾病乃日积月累，形成痼疾，其愈也不易。患者求其速愈，若医者心中无数，轻易更方，必然延长病期，甚至加重症状。

（二）善使温补，首推阳和

赵尚华认为，糖尿病下肢血管病变起病隐匿，进展缓慢，常呈周期性发作，经过较长时间后症状逐渐明显和加重。主要临床表现：①患肢怕冷，皮肤温度降低；②皮肤色泽苍白，或发绀；③感觉异常；④患肢疼痛，早期起于血管壁炎症及邻近的末梢神经受到刺激，以后因动脉阻塞造成缺血性疼痛，即间歇性跛行或静息痛；⑤长期慢性缺血导致组织营养障碍改变；⑥患肢的远侧动脉搏动减弱或消失；⑦患肢在发病前或发病过程中出现反复发生的游走性浅静脉炎；⑧患肢末端严重缺血，产生干性坏疽，脱落后形成经久不愈的溃疡。

赵氏经过长时间临床经验的积累，发现下肢血管病变以阳虚寒凝型为甚，患者阳气不足，阴血亏虚，寒邪乘虚入里，寒性收引，津液凝滞，寒痰凝滞痹阻于肌肉、血脉、筋骨，关节而生诸证。局部因受寒邪侵袭而无热证，故皮色不变，或呈灰白色；寒性属阴，易伤阳气，可见全身虚寒证候，舌淡苔白，脉沉细或迟细。赵老采用温阳补血、散寒通滞之法，以阳和通脉汤加减，处方：炙附子10g，桂枝10g，麻黄6g，丹参30g，川牛膝12g，红花10g，地龙10g，当归15g，炮甲珠10g，水煎服，每日2次，早晚分服。诸药合用，化阴凝，布阳和，则诸症自除。该方组织严密，力专效宏。其中炙附子、桂枝对血液循环有明显作用，使中枢和外周血管扩张，心、脑的血流量明显增高；丹参、鸡血藤、川牛膝、红花、当归之类可抑制血小板的凝聚，有抗凝的作用；赤芍乃清热活血之品，可降低血液黏度，改善血液的高凝状态，延长血栓形成时间；麻黄对寒冷所致的免疫力下降有明显的对抗作用；地龙、炮甲珠可抗血栓，抗凝血，增强纤维蛋白的溶解作用，可明显改变血液流变学指标；临证加入黄芪可增加心脏收缩能力，使气血互生。其配伍特点有二：一为补阴药与温阳药合用，温补营血之不足；一为辛散药与温通之品相伍，以解散阴寒之凝滞，两者相辅相成，温而不燥，散不伤正，使阴破阳振，寒消痰化。

（三）辨证论治

赵老在临床上将糖尿病足坏疽分为寒凝血瘀、湿热下注、气阴两虚三种常见证候。

1. 寒凝血瘀证

临床表现：肢端坏疽，颜色发黑，创面渗出物较少，肢体发凉怕冷，疼痛麻木，感觉迟钝，皮肤苍白，舌苔薄白，舌暗红，脉沉细弱。

辨证分析：本病为寒凝血瘀，脉络阻滞，由于瘀血痹阻脉络，趾端缺血，颜色紫暗，肢体发凉怕冷，麻木疼痛，感觉迟钝，皮肤苍白，舌苔薄白，舌暗红，脉沉细弱。方用阳和通脉汤加减。

常用药物：制附子、桂枝、麻黄、丹参、鸡血藤、川牛膝、红花、地龙、当归、赤芍、炮甲珠。

加减：若寒重者，加鹿角霜、肉桂、细辛；肌肉萎缩者，加怀山药、苍术；血糖控制欠佳的加生黄芪、麦冬、五味子、五倍子等。

2. 湿热下注证

临床表现：肢端坏疽，溃烂肉腐，颜色紫红，创面渗出物较多，肢体肿胀，疼痛剧烈，皮肤发红，小便黄赤，舌暗红，苔黄腻，脉濡数。

辨证分析：本证病机为湿热下注，瘀血内阻，由于湿热血瘀，脉络不通，局部失养，肢端坏疽，溃烂肉腐，颜色紫红，创面渗出物较多。湿热下注，故患者肢体肿胀，疼痛剧烈，皮肤发红，小便黄赤，舌暗红，苔黄腻，脉濡数。方用清利通络汤加减。

常用药物：银花、紫花地丁、丹参、鸡血藤、炮甲珠、车前子、生薏苡仁、茯苓、白花蛇舌草等。

加减：若肿胀明显又皮肤光亮者，加土茯苓；痛甚者加乳香、没药；气虚者加生黄芪；阴虚者加麦冬、山茱萸、五味子。

3. 气阴两虚证

临床表现：趾端溃烂，新肉不生，愈合迟缓，患者皮肤干燥，肌肉萎缩，或头晕、乏力、口干、目涩，舌暗淡，脉细弱或细涩。

辨证分析：本证为坏疽后期，气阴两伤，精伤血瘀证，由于气阴两虚，瘀血内阻，肢端溃烂，正气大衰，精血不足，故新血不生，新肉不长，愈合迟缓，皮肤干燥，肌肉萎缩。气血两虚，故头晕、乏力、口干、目涩。正虚血瘀，气阴两伤，故舌暗淡，脉细弱或细涩。方用益气养阴汤加减。

常用药物：生黄芪、麦冬、五味子、茯苓、生龙骨、丹参、鸡血藤、生薏苡仁、车前子。

糖尿病足，无论何种证型都存在一个共同的问题，那就是都有气阴两虚证象，在治疗过程中既要注意临床表现，又要以益气养阴为本，长期稳定血糖水平，才能使病情稳定，逐渐康复，避免反复不愈。

（四）病案举例

一诊：2006 年 12 月 12 日，刘某，男，75 岁。

主诉：患者两足趾破溃，肿胀两年。

病史：患有糖尿病数十年，而且足溃破十余年，自 1993 年始，左踇趾下方、右踇趾下方开始溃破成口，现加重已两年，两足肿，患者自觉系食羊肉诱发加重。尿糖（＋＋）或（＋），时好时坏；但饮食控制较好，血压 120/80mmHg，足背动脉（＋＋）。同时患者伴有口干、口苦、喜饮水、尿量多等。患者自诉曾用柿子叶治愈溃疡。舌质红，苔白，脉细滑。

诊断：糖尿病足。

中医辨证：气阴两虚证。

处方：生黄芪 30g，麦冬 10g，丹参 30g，川牛膝 10g，炮甲珠 10g，当归 10g，银花 30g，鸡血藤 30g，五味子 10g，生龙骨 30g，云苓 10g，车前子 10g。

2007 年 1 月 3 日服完上方 15 剂，患者来电自诉双脚肿消，已有一个创面愈合，又电话索方，恐其有变，故约其亲诊。

二诊：2007 年 1 月 7 日

患者来诊，其腿肿已消，右踇趾溃口愈合，现仍有口干、口苦、饮水多、尿多，尿糖（＋），脉滑大，舌红，苔白。效佳，改上方黄芪至 45g，加生薏苡仁 15g，继服 15 剂。

三诊：2007 年 2 月 22 日

患者左脚溃口将愈，右脚口已愈，但右小腿肿胀严重，有皮肤紫斑，粗糙，尿糖（＋＋），心电图示轻度供血不足，舌红苔薄白，脉滑。

处方：生黄芪 36g，麦冬 10g，山萸肉 10g，五味子 10g，川牛膝 10g，鸡血藤 30g，丹参 30g，车前子 10g，土茯苓 30g，云苓 10g，地龙 10g，桂枝 10g，甘草 6g，水煎服 5 剂。

后电话随访，溃足痊愈。

第八节　郑则敏治疗糖尿病肢体动脉硬化闭塞症临床经验

一、名家小传

郑则敏，男，主任医师，中华中医药学会外科分会常务委员、中华中医药学会脉管病专业委员会副主任委员，福建省中医药学会外科专业委员会主任委员，中华残疾人康复委员会中医外科康复分会委员。郑氏行医近50载，精于中医外科，擅长脉管病、血管性皮肤病的诊疗，临床精于辨证，用药灵活，治疑难重证，疗效显著。郑氏以中医药为主治疗糖尿病肢体动脉硬化闭塞症及糖尿病性肢端坏疽足，取得了满意疗效。

二、辨证论治特点

1. 气阴两虚型　患肢小腿酸胀，发凉，麻木，皮色潮红或紫暗，间歇性跛行，足趾间溃疡或坏疽，但边缘轻度充血而不通，足背动脉搏动减弱或消失，口干，肢体无力，舌质淡红，苔薄黄，脉沉细而数。证属瘀血日久，脾气虚弱，阴液不足。

治则：益气养阴，清热通络。

方剂：四君子汤合生脉饮加减。

药物：党参12g，生黄芪15g，苍术9g，怀山药15g，玄参20g，麦冬12g，生地黄15g，覆盆子12g，天花粉12g，丹参10g，连翘10g，金银花10g。

2. 脾肾阴虚型　形瘦，头晕，耳鸣，腰酸胀，腿软无力，懒言倦怠，唇暗紫，口干，手心热；足背动脉搏动消失，甲厚，皮肤粗，足冷，其色紫暗、潮红或苍白相兼；足部趾间溃疡，糜烂，坏疽难脱，腓肠肌酸，呈间歇性跛行；舌质紫暗，苔薄，脉弦。证属脾肾两脏阴虚，虚热内生，气血郁滞挟毒，日久成脓难溃。

治则：凉血化瘀，佐以清热。

方剂：六味地黄汤加味。

药物：丹参 10g，赤芍 12g，山萸肉 15g，熟地黄 15g，丹皮 6g，茯苓 15g，泽泻 10g，怀山药 12g，覆盆子 10g，连翘 10g，蕲蛇 15g。

3. 热毒型　患趾或足部呈湿性溃破腐烂，脓水或血水稀薄，气味秽臭难闻，或彻夜不能入睡，口干，便结，溲黄，舌质暗红或紫暗，苔黄燥或黄腻，脉细数或弦细数。证属脾虚肾弱，气滞血瘀，郁久化热挟染毒邪，热毒炽盛而肉腐成脓难脱。

治则：通络祛瘀，滋阴凉血，清热解毒。

方剂：四妙勇安汤、犀角地黄汤、黄连解毒汤加减。

药物：玄参 20g，丹参 6g，鱼腥草 12g，紫草根 10g，赤芍 10g，丹皮 6g，金银花 15g，甘草 6g，穿山甲 10g，皂角刺 10g。

三、其他治疗

一般治疗严格戒烟酒，适当活动，注意下肢保暖，防止足部感染或损伤，采取糖尿病与血管病饮食。

1. 血或脓液培养致病菌加药敏试验，一般首选青霉素静脉点滴给药。

2. 若患者不适，彻夜不宁，或并发冠心病，可低流量给氧。

3. 用生理盐水 250～500mL 加脉络宁注射液 20mL，静脉滴注，以 40 滴/分钟为宜；能量合剂：10% 葡萄糖注射液 500mL，ATP（40mg），辅酶 A（CoA）100U，普通胰岛素 8 单位，静脉滴注。

4. 口服脉管 II 号胶囊（中成药），每次 2 粒，每日 3 次。

四、外治

清洁换药，防止再感染。可选用皮肌灵软膏或复方黄柏水湿敷、皮肤灵护剂等，慎用刺激性的药物。对糖尿病足部有脓液及腐肉者应尽量彻底扩创，引流通畅。若疮口肌肤是湿性转为干性，且界限清楚者，可用"鲸吞"与"蚕食"法，清除坏死组织，外敷皮肌灵软膏纱布或皮肌灵软膏，每日换药 1 次，或隔日换药 1 次。

五、病案赏析

黄某，男，78 岁。因右足溃疡 3 个月，于 1997 年 3 月 8 日初诊。

患糖尿病、冠心病 10 余年，平素嗜好烟酒，近来右下肢发凉，麻木，皮色暗红，起疱溃烂，经内服及注射西药，具体药物不详，治疗未见明显好转，经友人介绍转诊于我科。

初诊见形瘦，口干，纳减，腰酸，大便溏，小便多，左足尾趾溃烂，疼痛难忍，夜间尤甚，彻夜不能入睡，舌质暗红，苔薄，脉沉细。

检查：右足趾呈干性坏疽，波及足背部，见 4cm×8cm 坏疽，其臭扑鼻，见肌腱着骨，有脓性分泌物，周围皮色暗红，触及足背动脉搏动消失，皮肤冰冷，尿糖（＋＋），空腹血糖 12.8mmol/L。右下肢多普勒彩色 B 超示：肢体动脉硬化闭塞症并见钙化斑。血检：WBC（10×10^9/L），N（74%）。此系脉络瘀阻，郁久化热，热盛则肉腐，肉腐为脓。且脾气虚弱，阴液不足。

西医诊断：糖尿病（2 型），肢体动脉硬化闭塞症并坏疽。

中医诊断：消渴病、脱疽。

治宜益气养阴，清热托毒。

方选四君子汤合生脉饮加减处方：党参 12g，生黄芪 15g，怀山药 15g，苍术 10g，麦冬 12g，熟地黄 12g，炮山甲 10g，连翘 12g，金银花 12g，丹参 12g，天花粉 12g，川牛膝 10g。每日 1 剂。

西药予脉络宁 20mL 加生理盐水 500mL，静脉滴注。10% 葡萄糖注射液 500mL 加 ATP（40mg）、CoA（100 单位）、普通胰岛素 8 单位，静脉滴注，14 天为 1 个疗程。

外治：处以"鲸吞"与"蚕食"法，外敷皮肌灵软膏，时经半月，疮面干净。拟前方去炮山甲、皂角刺，加山茱萸 12g，茯苓 15g。上方共进 30

剂，患者热渐清，胃纳有增，自感乏力，倦怠，舌质紫暗，苔薄黄，脉沉细。宗上方去连翘、金银花、天花粉，加当归6g、杭白芍10g、甘草3g。调治3个月而收效，疮口愈合，尿糖（－），空腹血糖6.5mmol/L，能步行。

【按语】

糖尿病肢体动脉硬化闭塞症为本虚标实之证，治疗时必须结合局部症状与全身症状进行辨证，肢端坏死与全身情况互为因果，肢端坏疽感染会增加全身病证，应需内外协调治疗。医患合作，加强防治措施，是提高疗效的关键，肢体坏疽特别是损伤肌腱，应及时清除。对肢体坏疽宜用"鲸吞"与"蚕食"，清理疮口，有脓腔者，扩创引流要流畅，才能取得良好疗效。治疗观察58例，临床治愈40例，占68.97%；显效10例，占17.24%；有效7例，占12.07%；截肢1例，占1.72%；总有效率达98.28%。疗程最短30天，一般60天，最长6个月以上。

第九节　倪毓生治疗糖尿病下肢病变临床经验

一、名家小传

倪毓生，男，1963 年毕业于南通医学院（现为南通大学医学院）五年制中医专科，主任中医师，南通市中医院普外科副主任，兼任南京中医药大学副教授，中国中医蛇伤研究及江苏省中医外科专业委员会副主任委员，全国疮疡、脉管病、华东男性病、江苏省乳腺病与南通市肿瘤专业委员会委员，江苏省中西医结合学会、中国抗癌协会南通分会、南通市中医学会理事等职。

倪氏从事中医外科临床 30 余年，擅长肿瘤、乳腺病、男性病、疮疡及蛇伤等，研制有"复抗丸"治疗癌肿；"内消乳核冲剂"治疗乳腺增生病；"去腐生新膏"外治皮肤慢性溃疡；"丹蛇合剂"治疗前列腺炎和免疫性不育等，均有较好效果。对脉管炎、淋巴结核、窦道瘘管、痛风性关节炎等疑难杂症也有丰富的诊治经验。撰写学术论文 40 余篇，国家及省级杂志发表 23 篇，获省、市优秀论文奖 11 篇，并被《中国当代中医名人志》《中国名医列传·当代卷》等收录。

二、倪毓生治疗糖尿病足理论特点

糖尿病的病因与发病机制尚未完全阐明，近年来炎症学说备受关注，认为糖尿病是一种自然免疫和低度炎症性疾病，糖尿病人易并发皮肤溃疡和感染，轻者仅有表层组织病损，而发生糜烂、溃疡；感染后溃疡可逐渐加深，面积扩大，溃疡可深达筋膜肌腱，甚至进入骨质等，并以足部多见，这均与其周围神经病变及血管病变有关。由于多年来糖尿病发病率上升，临床上糖尿病性下肢溃疡增多，其中以糖尿病足为多见。倪氏根据糖尿病足坏死组织感染性强，去腐较难的特点，根据多年临床经验，采用丹剂治疗，收到较好效果。

倪氏指出，升、降二丹为丹药中汞制剂，系去腐类方药。据历代文献记载，主要具有蚀肉溃坚、追蚀平胬、提脓拔毒、化腐生肌、煨脓长肉等作用，使疮疡获得腐去新生而愈。糖尿病足后期，感染进一步扩散，通过继发损伤周围健康组织使其失活，不但使得失活面积呈蔓延状扩散，同时阻碍了溃疡愈合。然而糖尿病足往往伴有下肢血运的极度匮乏，物理清创往往导致未得到充分血液供养的正常组织受到清创刺激而进一步坏死，从而造成"清到哪儿，烂到哪儿"。正如明代王肯堂所云："腐肉可去之，但不伤四畔好肉及里面良肉。"升、降二丹一般用于溃后，通过化学腐蚀作用令腐去肌生，而升丹去腐作用较降丹为缓。临床必须以首先去腐，腐去方可生新为原则，单独使用较少，即使用之，也是阶段性的，常加用解毒化腐、活血化瘀、生肌敛疮之品。

临床具体运用，又以脓腐多少、肉芽色泽、脓液稀稠为主要依据，若取其腐蚀平胬，追蚀溃坚时，一般单纯使用并以降丹为主，剂量亦较大（主要是去腐）；提脓拔毒则配（常为拔毒化腐之品）高浓度含升降制剂（去腐为主），化腐生肌则常配拔毒生肌之类，制成等浓度（去腐与生肌并行）；而煨脓长肉则以生肌敛疮药配低浓度升丹（以生肌为主），如《疡科遗编》云："九一丹生肌长肉，且不藏毒。"总之，如用药后而疮口开豁，疮口渐浅缩小，腐去将尽，脓少转稠，肉色红润时，含升、降浓度必须相应地降低。因此，升、降二丹浓度一般与脓腐的多少成正相关，一些去腐生肌方药，亦多以升、降二丹加减化裁。有关剂型可制成药丸、散、膏、饼以及药线。但在肉薄近骨及内脏处，单纯运用升、降或高浓度升、降制剂宜慎之，对汞过敏者禁用。

第十节 尚德俊治疗糖尿病肢体动脉硬化闭塞症理论与经验

一、名家小传

尚德俊，教授，1955 年毕业于山东医学院。1956 年选调天津市参加全国第一批西医离职系统学习中医班，以优异成绩结束三年的学习，被评为第一名优秀学员，获卫生部金质奖章和奖状。1962 年调到山东中医学院附属医院工作。1978 年以来，历任第五、六、七、八届全国政协委员，中国中西医结合学会周围血管疾病专业委员会副主任委员、主任委员，山东省卫生厅医学科学委员会委员，中华全国中医药学会山东分会常务理事及外科学会主任委员，中华医学会山东分会副主任委员等职。尚氏根据传统医学同病异治、异病同治理论和血瘀证学说，从以病串证，到以证带病，探索中西医结合治疗糖尿病肢体动脉硬化闭塞症，并总结治疗法则、辨证论治规律，提出了中西医结合辨证论治整体疗法。对于糖尿病肢体动脉硬化闭塞症的诊断，尚氏提出，既要明确现代医学的诊断和分期，又要充分发挥中医辨证的精华，辨别发病过程中不同阶段的病理变化特点，把现代医学诊断与传统医学的辨证相结合——病证合参。现代医学诊断和中医辨证相结合，可以取长补短，更加明确疾病的发病原因、部位和性质，了解疾病发生的全部过程，既有整体观念、动态观念，又不忽视局部变化，充实了诊断的完整性和治疗的全面性。尚氏注重详细询问病史和认真进行体格检查，并结合辅助检查，以了解发病因素、发病规律和疾病特点，他认为从临床症状和体征来诊断周围血管疾病，是不可忽视的最重要的诊断方法。

二、尚德俊诊治糖尿病肢体动脉硬化闭塞症理论及经验

（一）糖尿病肢体动脉硬化闭塞症的中医辨证特点

　　整体辨证是运用中医四诊方法，对患者全身状况的辨证分析；局部辨证是根据患足局部表现的症状、皮肤的颜色和温度、患足溃疡部位脓液的颜色、质地、肉芽情况等，进行辨证分析。临床上，对糖尿病肢体动脉硬化闭塞症的辨证应着重注意以下几点。

　　1. 肢体温度和颜色变化　肢体发凉、怕冷、皮温降低，失去应有的耐寒能力，皮肤呈苍白、潮红、发绀，这是糖尿病闭塞性动脉硬化症因发生肢体动脉狭窄或闭塞，而引起血液循环障碍所致的瘀血表现。如遇寒冷，肢体发凉，怕冷加重，触之冰凉，呈苍白色，以特别怕冷、皮色苍白为特征。此属寒凝阻络、经脉血瘀证，表明肢体动脉供血不足，宜用温通活血法。肢体发凉、怕冷，持续性发绀或肢端出现瘀斑、瘀点，皮肤、趾（指）甲呈营养障碍改变，此为病久气血不通，血脉瘀闭，属血瘀重证，宜用活血破瘀法。

　　2. 肢体疼痛　糖尿病闭塞性动脉硬化症患者趾（指）和足部出现固定性持续性剧烈疼痛，常是发生溃烂的先兆，多属血瘀日久，脉络闭阻的血瘀重证；突然发生肢体剧烈疼痛，同时伴有肢体厥冷，皮肤苍白和紫斑，感觉丧失，活动障碍，则为动脉粥样斑块脱落或破裂，而导致的急性肢体动脉栓塞或急性肢体动脉血栓形成，属于气血骤闭、脉络瘀阻的急性动脉血瘀证。

　　3. 肢体溃疡和坏疽　肢体动脉闭塞或栓塞后，因肢体严重血液循环障碍，常发生溃疡或坏疽，中医辨证多属于瘀血停聚、久瘀化热的重证。应注意溃疡和坏疽发生的诱因、时间、部位、范围、创口情况、坏疽界线是否清楚等。糖尿病肢体动脉硬化症（多累及肢体大、中动脉）坏疽由足部开始，发展较快，可累及小腿、股部，甚至到髂部或会阴部，呈干性坏疽。溃疡处如果见到肉芽红活，说明气血尚充，血瘀易去，毒滞易消。如果溃疡干枯无脓，界限不清，为气血不充，经脉瘀阻，闭塞不通，毒滞深重，

瘀毒难消。急性肢体动脉栓塞和急性肢体动脉血栓形成，发病急骤，肢体麻木疼痛、冰凉，皮肤发绀、肿胀、水疱，肢体坏疽范围广泛，可累及足部、小腿和股部。为气血骤闭，初期为血瘀标实证，如果不能及时祛瘀通脉，则很快化热蕴毒，毒瘀互结，肉腐筋烂。

4. 舌苔与脉象　临床上观察舌苔与脉象的变化，对糖尿病肢体动脉硬化闭塞症的病情轻重、病程的发展和预后，以及临床辨证论治等均有较大的指导价值。舌质淡紫为血瘀轻证，舌质紫为血瘀较重，舌质紫暗为血瘀重证。肢体轻度坏疽感染，可出现黄苔而舌质红绛，为瘀热证，宜用清热活血法。肢体严重坏疽继发感染，高热，可出现黄苔而舌质红绛或起芒刺，为热毒证，热极伤阴，宜用清热滋阴凉血法。肢体缺血常见白苔而舌质红绛或有瘀斑，为血瘀证，宜用活血化瘀法。脉象弦滑、弦细、弦涩，为痰瘀证，宜用化痰祛瘀法。

5. 全身状况　体态肥胖，多属痰瘀证；久嗜烟酒，多为内热蕴毒、瘀毒内生证；久病不愈，气血不足，不能荣养，多属气虚血瘀证；年老体衰，或劳倦过度，多见肾虚精亏、元气受损证，这些在整体辨证中要充分重视。在病变的初期，局部表现不突出，应以整体辨证为主。

6. 病证合参　对于糖尿病肢体动脉硬化闭塞症的诊断，尚氏提出既要明确现代医学的诊断和分期，又要充分发挥中医辨证的优势，病证合参，才能准确辨别发病过程中不同阶段的病理变化特点。现代医学诊断和中医辨证相结合，可以取长补短，更能明确疾病的发病原因、部位和性质，了解疾病发生的全过程。在重视局部变化的基础上突出整体观念和动态观念，保证了诊断的完整性和治疗的全面性。病变早期或是病变较轻时，病人患肢局部可以没有症状和体征，无证可辨，但是通过化验和仪器检查可以发现血液流变学和血液动力学的异常，这样可以结合整体辨证进行早期防治。

（二）糖尿病肢体动脉硬化闭塞症中医分型

尚德俊对糖尿病肢体动脉硬化闭塞症的临床辨证分型总结为：阴寒型、血瘀型、湿热下注型、热毒炽盛型和脾肾阳虚型。此临床辨证分型能反映糖尿病肢体动脉硬化闭塞症的发病过程和临床分期，比较切合实际。

1. 阴寒型　肢体明显发凉，触之冰凉，呈苍白色，遇冷则症状加重，舌质淡苔薄白，脉沉迟。为阳气不足，寒凝血瘀，经脉瘀阻。治宜温阳散寒、活血通脉，内服阳和汤合当归四逆汤加减：熟地黄、炙黄芪、鸡血藤各 30g，党参、当归、干姜、赤芍、怀牛膝各 15g，肉桂、白芥子、熟附子、炙甘草各 10g，鹿角霜 10g（冲），地龙 12g，麻黄 6g。

2. 血瘀型　肢体发凉怕冷，疼痛，肢端有瘀斑，或足呈紫红色（或青紫色），舌有瘀斑或舌质绛，脉弦涩。为气机不畅，气滞血瘀，年老气虚，脉络瘀阻。治宜益气活血、化瘀通络，内服丹参通脉汤或活血通脉饮加减：丹参、赤芍、当归、鸡血藤、桑寄生各 30g，川牛膝、川芎、黄芪、郁金各 15g。

应用活血化瘀法注意事项：①活血化瘀药物的治疗作用，与其用量大小有一定关系。"少用则和血，多用则破血。"如红花用量小，则为活血药；治疗糖尿病肢体动脉闭塞性疾病，常用红花 30g 作为破血祛瘀药，可取得显著疗效。②活血破瘀药物，不可久用或用量过大；在应用时，结合补气养血法，可以达到消除瘀血而不伤正气。③单纯应用活血化瘀法效果不理想，应与清热解毒法、补气养血法、温经散瘀法等相结合应用，可以提高疗效。如与外治疗法相结合应用，则疗效更为明显。④对于急性肢体动脉血瘀证可以根据病情，应辨证论治，用活血化瘀疗法，结合药物静脉滴注疗法等，则见效快，效果好，可迅速消除肢体瘀血、缺血，改善肢体血液循环。

3. 湿热下注型　肢体坏疽轻度感染，发红、肿胀、疼痛、有低热，舌苔白腻或黄腻，脉滑数。为脉络瘀阻日久，久瘀蕴热，热毒内生。治宜清热利湿、活血化瘀，内服四妙勇安汤加味：金银花、玄参各 30g，当归、赤芍、牛膝各 15g，黄柏、黄芩、栀子、连翘、苍术、防己、紫草、生甘草各 10g。

4. 热毒炽盛型　肢体严重坏疽继发感染，红肿热痛，高热，神志模糊，谵语，舌苔黄燥或黑苔，脉洪数。为郁久化热，热毒结聚，耗气伤阴，内攻脏腑。治宜清热解毒、活血化瘀，内服四妙活血汤，兼服犀黄丸、安宫牛黄丸。方药：金银花、蒲公英、紫花地丁各 30g，玄参、当归、黄芪、生地黄、丹参各 15g，牛膝、连翘、漏芦、防己各 12g，黄芩、黄柏、贯众、红花各 10g、乳香、没药各 3g。

5. 脾肾阳虚型　肢体发凉、乏力，全身畏寒怕冷，腰膝酸软，胃纳减退，小便不利，舌质淡，脉沉细。为先天不足，久病体弱，心脾两虚，气血耗伤，肾亏不固。治宜补肾温脾、益精活血，内服补肾活血汤：熟地黄30g，川续断、怀牛膝、桑寄生、鸡血藤、山药、淫羊藿、补骨脂、茯苓各15g，当归、川芎、威灵仙、丹参、赤芍各 12g、白术 10g。

（三）糖尿病肢体动脉硬化闭塞症中医辨治要点

1. 糖尿病肢体动脉硬化闭塞症多有患肢发凉、怕冷，皮色苍白，肢体冰凉，遇寒冷疼痛加重等，属阴寒证，主要因寒凝血瘀所致。可以应用温经回阳法治疗，以温通血脉，解除动脉痉挛，扩张周围血管，促进肢体血液循环，改善患肢缺血状态。

2. 糖尿病肢体动脉硬化闭塞症患肢疼痛较重，皮肤颜色呈紫红或青紫色，属血瘀证，活血化瘀法是其主要治疗大法，应用时当根据寒热虚实来辨证论治。

3. 糖尿病肢体动脉硬化闭塞症发生肢体坏疽，溃疡继发感染，局部红肿热痛，脓多有坏死组织，属瘀热证或热毒证。可以应用清热解毒、活血消肿法治疗，并根据具体病情选用不同的局部治疗方法。

4. 糖尿病肢体动脉硬化闭塞症出现动脉慢性闭塞，患肢发生破溃，创口脓少，肉芽组织灰淡，应用补气养血法，局部可应用生肌敛口法。尚氏指出，中医学的生肌敛口法具有独特的治疗作用。

5. 糖尿病肢体动脉硬化闭塞症病变早期和稳定、恢复期，多以整体辨证为主；肢体缺血表现明显和坏死期有创面时，多以局部辨证为主；急性缺血多以局部辨证为主，慢性缺血多以整体辨证为主。

6. 糖尿病肢体动脉硬化闭塞症的早期，中西医结合治疗和预防性治疗是提高疗效、抢救患者肢体的关键，应注重早期防治。

（四）糖尿病肢体动脉硬化闭塞症外治要点

尚氏根据糖尿病肢体动脉硬化闭塞症的病变特点和临床实践经验，从现代外科角度对周围血管疾病的外治疗法进行系统研究和总结。对糖尿病肢体动脉硬化闭塞症属气滞血瘀，瘀阻表现明显者，用活血通络法治疗，能够促进侧支循环建立，扩张血管，改善肢体的血液循环和微循环，并能促进静脉和淋巴回流，以消除肢体瘀血肿胀。属寒凝血瘀，阴寒证明显者，用温经回阳法治疗，以温通血脉，解除动脉痉挛，扩张周围血管，促进肢体血液循环，改善患肢缺血状态。肢体坏疽、溃疡继发感染，局部红肿热痛，或有明显炎症，属瘀热证、热毒证者，应用解毒消肿法治疗。对肢体慢性溃疡，创口经久不愈，属气血亏虚者，应用生肌敛口法治疗，在改善肢体血液循环和静脉瘀血的基础上，对促进慢性溃疡愈合有良好效果。对湿毒证较明显者，应用清热燥湿法治疗。根据具体病情，选用熏洗疗法、贴敷疗法、掺药疗法等不同的治疗方法，这些熏洗疗法、贴敷疗法、掺药疗法等多种外治疗法相结合应用，具有抗菌消炎、清洁创口、改善局部血液循环作用，促进肉芽组织和上皮组织生长，而使创口愈合。

尚氏根据周围血管疾病的临床特点和各种外治方药的治疗作用特点，结合西医学理论，将外治疗法的作用原理归纳为：解毒消肿、促进内消；收束肿毒、促使成脓；开结拔毒、促溃排脓；消毒杀菌、去腐生肌；生肌收口、促进愈合；活血通络、行气止痛；祛风燥湿、杀虫止痒。

1. 活血通络法　适用于肢体缺血、瘀血，肢端皮肤呈潮红、紫红，常有肢体疼痛和皮肤瘀斑、瘀点。尚德俊认为这些肢体缺血、瘀血性疾病，都可以应用活血通络法，能够促进侧支循环建立，扩张血管，改善肢体的血液循环和微循环，同时能够促进静脉和淋巴回流，消除下肢瘀血肿胀，减轻肢体瘀血状态。主要应用熏洗疗法。常用方剂：活血消肿洗药、活血止痛散等。常用药物：海风藤、鸡血藤、苏木、红花、川芎、赤芍、羌活、大黄、芒硝等。

2. 温经回阳法　适用于患肢发凉、怕冷、皮色苍白、肢体冰凉、遇寒冷疼痛加重等阴寒证，主要是寒凝血瘀。尚氏认为肢体动脉闭塞性疾病出现阴寒证，都可以应用温经回阳法治疗，以温通血脉，解除动脉痉挛，扩张周围血管，促进肢体血液循环，改善患肢缺血状态。常用熏洗方剂：回阳止痛洗药、温脉通洗药等。常用药物：生草乌、生南星、川椒、当归、川芎、桂枝、艾叶等。

3. 解毒消肿法　适用于肢体坏疽、溃疡继发感染，局部红肿热痛，脓多有坏死组织。尚氏认为，对周围血管疾病和外科疾病的瘀热证、毒热证，都可以应用解毒消肿法治疗，并根据具体病情，选用不同的治疗方法。

（1）急性炎症硬块（急性瘀血炎症）：应用硝矾洗药、解毒散瘀洗药熏洗患处，洗后外敷大青膏、大黄膏等，或外涂黄马酊、丹参酊等，即熏洗疗法与贴敷疗法相结合，具有显著的解毒消炎、活血消肿作用。

（2）急性感染化脓：创口脓多，有坏死组织（急性热毒证）应用解毒洗药、四黄洗药熏洗患处和创口，洗后创口敷盖大黄（黄芩、黄连）油纱布；创口剧烈疼痛者，外敷全蝎膏；而创口周围贴敷大黄膏、金黄膏、大青膏等，即熏洗疗法与围敷疗法相结合，具有显著的解毒消炎、去腐止痛、清洁创口作用。

（3）急性炎症消退后，遗留慢性炎症硬块（慢性瘀血炎症）：应用硝矾洗药、解毒散瘀洗药熏洗患处，洗后外敷茅菇膏，或外涂丹参酊，具有解毒活血、软坚散结作用，可促进慢性瘀血炎症消散吸收而痊愈。常用药物：金银花、紫花地丁、蒲公英、大黄、黄芩、黄连、黄柏、丹参、白芷、芒硝、红花、当归、赤芍等。

（4）生肌敛口法：适用于肢体发生破溃，创口脓少，肉芽组织灰淡，或静脉瘀血性溃疡经久不愈，可应用生肌敛口法。尚氏指出，中国传统医学的生肌敛口法具有独特的治疗作用，在改善肢体血液循环和静脉瘀血的基础上，对促进慢性溃疡愈合有良好效果。临床应用生肌敛口法的经验是：①创口有脓，或有少许坏死组织者，应用四黄洗药熏洗创口，于创面撒少许九一丹、九黄丹等，外敷大黄（黄连）油纱布包扎。②创口较干净，愈合迟缓者，应用溃疡洗药、艾黄洗药熏洗创口，于创面撒少许生肌珍珠散、八宝丹等，外敷生肌玉红膏油纱布包扎。③创口后期，很干净，而愈合缓慢者，应用生肌玉红膏油纱布换药，或外敷生肌膏、长皮膏，也可用蝮蛇抗栓酶、维生素 B_1、山莨菪碱等药液湿敷换药，直至创口完全愈合。这些熏洗疗法、贴敷疗法、掺药疗法等多种外治疗法相结合应用，具有抗菌消炎、清洁创口，改善局部血液循环作用，促进肉芽组织和上皮组织生长，而使创口愈合。常用药物：熟地黄、当归、丹参、白蔹、石决明、珍珠、象皮、香油等。

（5）清热燥湿法：适用于肢体慢性缺血缺氧，造成小腿皮肤营养障碍，发生色素沉着、脱屑、瘙痒、渗液，形成湿疹样皮炎或继发感染。此为湿热蕴结，可以应用清热燥湿法。尚氏应用燥湿洗药、归甘洗药、止痒洗药等熏洗患处，外用黄柏散、青蛤散等（渗液多者，外撒局部；皮肤干燥者，香油调搽），疗效显著。常用药物：白鲜皮、马齿苋、苦参、黄柏、苍术、当归、败酱草、金银花、甘草等。

尚德俊应用外治疗法，很重视周围血管疾病的特殊性，注重中西医结合辨证论治与整体疗法，强调内治法与外治法相结合。并提出应用外治疗法的注意事项：①缺血肢体创面，忌用腐蚀性和刺激性药物；②根据病变情况，合理选用外治疗法；③应用熏洗疗法时，注意药液适宜温度，避免加重损伤；④干性坏疽或坏疽在发展阶段，不宜应用熏洗疗法和贴敷疗法；⑤严重肢体缺血和急性缺血期，应慎用外治疗法。

（五）糖尿病肢体动脉硬化闭塞症诊治中的几个结合

尚氏根据周围血管疾病的临床特点，结合中医学整体观念辨证论治理论和西医学病理生理学观点，将中医学和西医学的有效疗法结合应用，创建中西医结合周围血管疾病辨证论治整体疗法，已成为治疗周围血管疾病的独特疗法。

1. 辨病与辨证相结合　就是既明确西医学的诊断，又不忽视中医学的辨证，以病为纲，病证合参。有利于认识疾病和研究病与证的变化规律，有利于总结临床经验，提高疗效。

2. 宏观辨证与微观辨证相结合　就是中医学宏观整体辨证，与现代科学有关检查相结合，深入了解疾病的微观变化，进行微观辨证，使疾病的辨证更深入、更准确、更具体，有利于疾病的早期诊断，更能发挥辨证论治的优势和疗效。

3. 内治疗法与外治疗法相结合　是在辨证论治内服中药的同时，结合应用外治疗法。外治疗法是在辨证论治的原则下，针对不同疾病的具体病情，应用熏洗疗法、贴敷疗法、掺药疗法等。

4. 临床辨证论治与药物静脉滴注相结合　可明显改善血液流变学异常，降低血小板聚集性和纤维蛋白原含量，扩张血管，促进侧支循环建立，使病情得到迅速缓解，预防和减少并发症或后遗症。

5. 活血化瘀法与山莨菪碱药物疗法相结合　具有明显的扩张周围血管作用，改善肢体血液循环和微循环，促进侧支循环建立；降低血液黏滞性，改变血液流变学性质，能够提高活血化瘀疗效。

6. 临床辨证论治与手术治疗相结合　可以取长补短，控制病情发展，巩固疗效，预防或减少复发，防治手术并发症，缩短疗程，提高疗效。

三、病案赏析

【医案】

孟某，女，75岁。患糖尿病20余年，2年前右足第1跖趾关节内侧破溃、渗液，双足底麻木。近半月右足红肿、疼痛，伴发热、口渴、多饮、尿频、大便干。症见双小腿肌肤甲错，呈暗褐色，双足色苍白，趾甲增厚无光泽；右足背红肿，第1跖趾部足底溃烂，第2跖趾关节足底有一脓肿；双侧腘动脉以下动脉搏动减弱；舌红绛，苔黄，脉弦。

血液检查示：纤维蛋白原：5.15g/L，葡萄糖：14.17mmol/L，甘油三酯：2.42mmol/L。

西医诊断为：糖尿病肢体动脉闭塞症（三期Ⅱ级）。

中医诊断为：脱疽。

尚老认为此乃久病耗伤气血，气血运行不畅，血瘀脉络，日久化生湿热，湿热下注，热盛肉腐。治以清热利湿，活血化瘀，方用四妙勇安汤加味。

药用：金银花、玄参各30g、当归、赤芍、牛膝各15g、黄柏、黄芩、山栀子、连翘、苍术、防己、紫草、生甘草各10g、红花6g。水煎服，每日

1剂。

　　同时应用胰岛素以控制血糖，丹参注射液0.8g，静脉滴注；脓肿处以尖刀挑开排脓，疮面以庆大霉素纱布和大黄油纱布湿敷，交替换药。

　　经上治疗2周后，右足背红肿消退，疼痛缓解，第1跖趾部足底溃烂处已愈合，第2跖趾关节处溃疡肉芽生长，色泽鲜红。舌暗红，苔薄白，脉弦。诸症为血瘀之象，服用益气活血之丹参通脉汤加减：丹参、赤芍、黄芪、桑寄生、当归、鸡血藤各30g、郁金、川芎、川牛膝各15g，加金银花30g、蒲公英30g。疮面应用生肌玉红油纱布换药，隔日1次。

【医话】

　　糖尿病肢体动脉闭塞症肢体坏疽，为瘀久化热，属中医学"脱疽"病范畴，是临床难治疾病。该案初诊属湿热下注之证，治以清热利湿，活血化瘀，应用四妙勇安汤加味，同时及时切开排脓，配合应用胰岛素控制血糖，用丹参注射液静脉滴注以增强活血化瘀之力，根据疮面情况局部应用大黄油纱换药；后见脓腐已净，改服丹参通脉汤以益气活血，疮面应用生肌玉红油纱换药。本案体现尚老对外科血瘀证以辨病与辨证相结合，整体辨证与局部辨证相结合，辨证论治与药物静脉滴注相结合，内治疗法与外治疗法相结合，药物治疗与手术治疗相结合，及活血化瘀疗法贯穿治疗始终的临床思辨特点。

第十一节　吕仁和治疗糖尿病周围神经病变理论与经验

一、名家小传

吕仁和，教授，主任医师，博士生导师。1953 年考入太原第一卫校，1956 年毕业后考入北京中医学院。1962 年毕业后留本校附院，一直从事医学教研工作。现任北京中医药大学东直门医院肾病、糖尿病研究室主任，北京中医药大学学术委员会委员，享受国务院特殊津贴专家，国家中医药管理局内分泌重点学科和肾病重点专科建设学术带头人。兼任中华中医药学会糖尿病分会名誉主任、内科肾病专业委员会副主任委员、北京中医药学会糖尿病专业委员会顾问、北京中医药学会常务理事等。是人事部、卫生部、国家中医药管理局确定的"全国老中医专家"，被中央保健委员会聘为"中央保健会诊专家"。

二、吕仁和治疗糖尿病周围神经病变理论特点

（一）针对糖尿病及其并发症提出"微型癥瘕形成"学说

吕仁和在使用中医药治疗糖尿病及其并发症的长期临床和科研工作中，非常重视学术创新。对于糖尿病及其并发症，基于《灵枢·五变》篇所论"血气逆留，髋皮充肌，血脉不行，转而为热，热则消肌肤，故为消瘅"的认识，认为糖尿病周围神经病变发生确实存在血脉瘀滞的病机。但糖尿病周围神经病变的血瘀，并不同于一般的血脉瘀滞。乃消渴病久治不愈，久病入络，典型的病变实在于络脉。

吕氏提出了糖尿病微血管并发症"微型癥瘕形成"病机学说，认为：糖尿病微血管并发症实质上是消渴病治不得法，伤阴耗气，痰郁热瘀互相

交结，形成微型癥瘕，由瘕聚渐成癥积的过程。"聚者，聚也，聚散而无常也。""瘕者，假形也，假物之形易变；积者，积也，积久而成形也。""癥者，癥结也，有形之癥结难变。"意思是说，癥瘕为病，初聚为瘕，有聚散无常、假物成形的特点，易治；聚久成积而不散为癥，以有形可征为其特点，难治。病理情况下，大到动脉壁粥样硬化斑块的形成，小到肾小球系膜细胞外基质的增生积聚，甚至胶原成分及其相关细胞因子 mRNA 高表达，以及糖基化产物的形成等，都是一个由瘕聚逐渐发展为癥积的过程。这一过程，在糖尿病微血管病变发生发展过程中，表现尤其突出。

所以糖尿病周围神经病变等并发症治疗的关键，贵在早治，在重视活血化瘀的基础上，更应强调软坚散结治法，以阻止其"微型癥瘕"的形成，防止瘕聚不断发展成癥积。临床上根据"微型癥瘕"形成过程中痰热瘀结的存在，习用莪术、卫矛（鬼箭羽）、夏枯草、山楂、穿山甲、山慈菇、水蛭、土鳖虫、大黄、海藻、昆布、牡蛎等具有化痰、解郁、清热、活血作用的化瘀散结药物。这些化瘀散结药物中，有的着重活血软坚，有的着重化痰软坚，有的着重消积软坚，有的兼有行气作用，有的兼有清热作用，有的兼有泄浊解毒作用，大多兼有通经活络作用，内涵十分丰富。客观上，显著提高了糖尿病微血管并发症的治疗效果，有利于并发症的预防和治疗。

（二）治疗糖尿病周围神经病变"六对论治"经验

中医学整体观念和辨证论治原则，实际上体现了中医诊治疾病从整体着眼和个体化治疗的精神。医家在临床诊治疾病过程中，不仅重视辨病，又重视辨证，也重视对症治疗。吕氏在临床中针对病和症状，总结出了"六对论治"经验。包括对病分期辨证论治、对病辨证论治、对病论治、对症论治、对症辨证论治、对症辨病辨证论治，可理解为辨证论治的六种具体形式，很有实际意义。

①对病分期辨证论治：糖尿病周围神经病变为慢性病程，病情复杂，在病程各阶段的病理机制和证候表现差异很大。所以，分期辨证非常必要。

②对病辨证论治：疾病虽然存在一个基本病机，但临床上常可表现为若干种证候，故而要对病进行辨证论治。

③对病论治：即针对糖尿病基本病机阴虚燥热用药，或促进胰岛素分泌，或改善胰岛素利用，减轻胰岛素拮抗，旨在解决糖尿病高血糖基本病理生理改变。

④对症论治：即针对某一症状用药，如口干渴者，用天花粉、石膏、知母；多食易饥者用生地黄、黄连；大便干结者用大黄、番泻叶；腰腿痛者用续断、桑寄生、狗脊、木瓜等。

⑤对症辨证论治：即针对某一症状，分辨证候用药。

⑥对症辨病辨证论治：一种症状的产生，可由数种疾病引起，一种疾病又可表现为数种证候，故而对症须与辨病、辨证相结合。

（三）糖尿病周围神经病变的分期

早期：出现功能代偿，但手足麻木、疼痛范围较局限，未影响其生活和工作能力。

中期：症状加重，部分功能失代偿，上下肢麻木疼痛，有手套、衬套样感觉，手指可见灵活性差，肌肉无萎缩。

晚期：糖尿病神经病变进一步加重至功能失代偿，上下肢麻木疼痛，肌肉萎缩，甚至肢体废用，丧失工作能力。

（四）糖尿病周围神经病变的病因病机及证型与证候

脾为后天之本，主运化，主肌肉，主四肢；肾为后天之本，主藏精，主强健，主伎巧。消渴病患者多为中年以上之人，若治不得法，脾肾俱虚。因肾虚藏精固摄失职，致甜味谷气丢失，滋养五脏之源减少，则造成肺胃津亏，燥热内生，耗伤气阴，进一步损伤脾胃，气血生化乏源，肌肉宗筋失养。而病变迁延日久不愈，因脾虚失于升清，不能将气血津液上布于肺及下滋于肝肾，使肺家津亏，高源化绝，肾精肝血亏虚，筋脉失于濡润，终致痰热郁瘀，气阴两伤，阻滞经络。

1. 证型

（1）气阴两虚：倦怠乏力，动则汗出，或口干多饮，手足心热，舌质红，偏瘦，苔薄白，脉细弱。

（2）肝肾阴虚：口干咽燥，腰膝酸软，胁痛，耳鸣健忘，舌红少苔，脉细数。

（3）脾肾阳虚：畏寒肢冷，腰膝以下疼痛，遇寒加重，舌淡胖，苔白或白腻，脉沉细。

（4）精亏髓乏：腰膝酸软，肌肉萎缩，精神萎靡，甚至不能行走，舌淡苔白，脉沉细。

2. 夹杂证候

（1）肺胃燥热：口渴多饮，多食易饥，小便量多，舌红少苔，脉滑数。

（2）肝郁气滞：两胁胀满（痛），善太息，口干咽燥，急躁易怒，舌质暗，或有瘀斑、瘀点，苔薄，脉弦。

（3）脾胃湿热：脘腹痞满，纳食欠佳，口渴少饮，舌体胖嫩，苔黄腻，脉滑数。

（4）胃肠结滞：大便干燥，腹胀，舌红，苔黄厚，脉数有力。

（5）瘀血内阻：疼痛如刀割、针刺，夜间加重，舌质紫暗，或见瘀斑，面色晦暗，脉细涩。

（6）痰湿阻滞：四肢沉重，咳吐痰浊，苔白腻，脉滑。

（7）湿热下注：小便浊，带下黄稠，大便黏滞，舌苔黄腻，脉滑数。

（8）肝胆湿热：急躁易怒，口苦泛恶，带下黄稠，舌苔黄腻，脉弦滑数。

（五）糖尿病周围神经病变的治疗

基础治疗包括合理饮食、运动治疗、心理治疗，在基础治疗及降糖治疗的同时进行辨证论治。在糖尿病周围神经变形成及发展的过程中，痰、瘀是两个重要的发病因素，因此，在分型论治时，多配合活血化痰通络法。

1. 分型论治

（1）气阴两虚：治宜益气养阴，活血化瘀通络。常用药物：太子参15g、麦冬10g、五味子12g、生地黄10g、枸杞15g、黄精15g、丹参30g、赤芍12g、牛膝15g、白芥子6g、木瓜30g、狗脊15g、川断15g。

（2）肝肾阴虚：治宜补肝肾，活血化痰通络。常用药物：熟地黄15g、山药10g、桑寄生15g、黄精10g、丹参30g、川芎12g、乌蛇10g、䗪虫10g、地龙10g、白芥子6g、蜈蚣2条、穿山甲12g、狗脊15g、川续断15g。

（3）脾肾阳虚：治宜温补脾肾，活血化痰通络。常用药物：党参30g、肉桂6g、制附片10g、生黄芪30g、熟地黄10g、牛膝15g、乌梢蛇10g、蜈蚣2条、地龙10g、䗪虫10g、穿山甲10g、白芥子6g。

（4）精亏髓乏：治宜填精补髓，活血化痰通络。常用药物：人参10g、白术10g、当归12g、熟地黄10g、鹿胶10g（烊化）、龟胶10g（烊化）、枸杞10g、紫河车12g、䗪虫10g、地龙10g、穿山甲10g、蜈蚣2条、白芥子6g、狗脊10g、川续断12g、牛膝15g。

2. 随证加减

（1）肺胃燥热：加麦冬10g、天冬10g、知母10g、沙参10g、玉竹10g、石斛10g、大黄10g、石膏15g（先煎）。

（2）肝郁气滞：加木香6g、陈皮6g、香附6g、乌药6g、柴胡10g、枳壳8g、佛手6g、白芍12g。

（3）脾胃湿热：加苍术10g、黄柏10g、薏苡仁15g、厚朴6g、白扁豆花8g、砂仁6g、茯苓12g。

（4）胃肠结滞：加熟军10g、芒硝6g、番泻叶10g、郁李仁10g、桃仁10g。

（5）瘀血内阻：加丹参30g、赤芍15g、川芎12g、红花10g、鬼箭羽10g、水蛭10g、穿山甲10g、地龙10g、蜈蚣2条、僵蚕10g。

（6）痰湿阻滞：加陈皮8g、半夏12g、茯苓12g、白芥子6g、薏苡仁15g、竹茹10g、瓜蒌10g。

（7）湿热下注：加苍术10g、黄柏10g、牛膝15g、茯苓10g、薏苡仁15g、萆薢10g。

（8）肝胆湿热：加龙胆草15g、黄芩10g、栀子8g、柴胡10g、生甘草3g。

三、病案赏析

孙某，男，65岁，干部，于2000年1月22日初诊。患糖尿病6年，于

1998 年 3 月开始出现四肢末梢麻木，夜间疼痛，双下肢为甚，后渐出现双下肢软弱无力，步履困难，肌肉轻度萎缩。曾在当地医院检查肌电图示"双下肢运动、感觉神经传导速度均减慢，神经活动电位波幅降低"，确诊为糖尿病周围神经病变。以 B 族维生素、弥可保、中药、针灸等治疗，疗效不明显，遂来求诊。诊时见患者气短懒言，面色不华，腰膝酸软，食欲不振，咽干口燥，大便溏薄，舌暗红，有裂纹，苔薄白，脉沉。化验空腹血糖 8.5mmol/L、尿糖（＋＋）。

中医诊断：①消渴病；②消渴病痿痹。证属气阴两虚，脾肾亏虚，经络瘀阻。

西医诊断：①2 型糖尿病；②糖尿病周围神经病变。

治疗：①根据其体重嘱每日主食 5 两左右；②西医降糖药物量维持原量；③中医以益气养阴，健脾补肾，通经活络为法。

处方：太子参 30g，黄精 20g，狗脊 10g，川续断 10g，桑寄生 30g，川牛膝 30g，黄芪 30g，怀山药 15g，焦三仙 15g，卫矛（鬼箭羽）20g，刺猬皮 10g，蜈蚣 3 条，土鳖虫 10g。

每日一剂，水煎服。另嘱补中益气丸早服 2 丸，虎潜丸晚服 2 丸，开水送服。上方加减治疗约服半年，患者四肢末梢麻木、疼痛基本消失，双下肢无力明显好转，饮食、大便正常，复查空腹血糖 7.1mmol/L、尿糖阴性。

（赵诚　曹烨民）

参考文献

[1] 马静，张朝晖，常文萍．三期多元疗法治疗糖尿病足［J］．天津中医药，2006，23（6）：513.

[2] 周志龙．糖尿病足的五环疗法［J］．河北中医，2004，26（10）：760.

[3] 吕丽雪，陈苹，刘俊卿．糖尿病足分期中药外治的效果观察［J］．现代护理，2007，13（5）：417－418.

[4] 李传吉，丁小红，吴少军．应用再生疗法治疗坏死型糖尿病足疗效分析（附15例病例报告）［J］．中国烧伤创疡杂志，2006，18（4）：298－300.

[5] 毕研贞，胡可慧，陈秋．综合康复疗法佐治糖尿病足的疗效观察［J］．中国康复理论与实践，2007，13（8）：753－754.

[6] 周毅平，蔡炳勤．序贯疗法局部治疗糖尿病足的临床观察［J］．深圳中西医结合杂志，2006，16（3）：164－166.

[7] 张砚华．综合治疗糖尿病足82例分析［J］．青岛医药卫生，2007，（3）：187－188.

[8] 方豫东，曹烨民，吴伟达．奚氏清法治疗糖尿病足筋疽187例［J］．中国中西医结合外科杂志，2008，14（1）：68－69.

[9] 刘继前，曹建春．糖尿病足研究现状［J］．医学研究杂志，2006，35（8）：87.

[10] 方晴．糖尿病足的病因病机与外治近况［J］．中医外治杂志，2005，14（1）：33.

[11] 池之盛．糖尿病学［M］．北京：人民卫生出版社，1986.

[12] 陈琼芳．糖尿病足的预防与护理进展［J］．中华护理杂志，2002，37（4）：292－294.

[13] 肖光绘．掌握糖尿病患者皮肤特点有效控制皮肤感染［J］．实用医技杂志，2006，13（15）：2717.

[14] 谷涌泉，张建，许樟荣．糖尿病足病诊疗新进展［M］．北京：人民卫生出版

社．2006.

[15] 尤立平．糖尿病皮肤病变与中医治疗［J］．糖尿病新世界，2006，（5）：21－24.

[16] 于秀辰．感染性糖尿病足清创时机和方法［J］．中国临床医生，2006，34（9）：4（总516）.

[17] 张春晖，于振山，张亚奎，等．判定糖尿病足坏疽截肢平面的有关因素［J］．骨与关节损伤杂志，2002，（5）：17

[18] 陈亚冠，曹烨民，陈强．糖尿病足坏疽截肢的围手术期治疗分析［J］．中国骨伤，2006，19（6）：634.

[19] 陈丽钦，厉月春．糖尿病足的护理及健康宣教［J］．现代中西医结合杂志，2007，16（16）：2332.

[20] 阮昕．糖尿病足的临床护理及心理护理［J］．齐齐哈尔医学院学报，2007，28（1）：102.

[21] 肖丽，王露，李淑芬．糖尿病足的预防、中西医疗法及护理对策［J］．大连医科大学学报，2006，28（5）：426－427.

[22] 邹丽娟，孙洋，王丹丹．糖尿病足的护理［J］．吉林中医药，2006，26（11）：40.

[23] 马勤．糖尿病足的辨证分级护理［J］．中医药管理杂志，2007，15（4）：298.

[24] 张桂梅．糖尿病足的健康教育及护理对策［J］．山东医学高等专科学校学报，2006，28（3）：223－224.

[25] 鲁萍．糖尿病足的预防及护理进展［J］．护理研究，2004，18（5）：769.

[26] 刘殿媛，李欣欣．糖尿病足的预防与自我管理［J］．吉林医学，2006，27（8）：958.

[27] Boulton AJ. Foot problems in patients with diabetes mellitus. In: Pickup J, et al, eds. Textbook of Diabetes. 2th ed. London: Blackwell, 1997, 58: 1.

[28] Young MJ. Classification of ulcers and its relevance to management, In: Boulton AJM, Cavanagh PR, Connor H, eds. The Foot in Diabetes. (3rd edn). Chichester: John Wiley, 2000: 61－72.

[29] 李廷，乔鸿儒，迟景勋，等．三期一级血栓闭塞性脉管炎（173例临床分析）［J］．山东医药，1984，（5）：14－15.

[30] 张东萍，奚九一．糖尿病足的中医药治疗［J］．中华实用中西医杂志，2004，4（17）：3772－3773.

［31］吕培文，徐旭英．糖尿病足证群调查及证型研究［J］．中华中医药杂志（原中国医药学报），2006，21（2）：97.

［32］常柏，李巧芬，张庚扬．糖尿病足不同证型的病理学变化特点［J］．四川中医，2007；25（5）：22.

［33］常柏，李巧芬，张庚扬．糖尿病足不同证型血管细胞核增殖相关抗原（Ki67）表达差异［J］．四川中医，2006，24（10）：21 - 21.

［34］Wendt T, Tanjl N, guo J, et al. glucose, glycation, and RAGE；im - plications for amplification of cellular dysfunction in diabetic ne - phropathy［J］. JAm Soc Nephro, 2003, 14（5）：1383 - 1395.

［35］Tanaka N, Yonekura H, Yamagishi S, et al. The receptor for advanced glycation end prod - ucts is induced by the glycation products themselves and TNF - α through NF - κB, and by17β estradiol through sp - 1 inhuman vascular endothelial cells［J］. J Biol Chem, 2000, 275：25781 - 25790.

［36］Marilena Chinali Komesu, Marcelo Benetti Tange, Kemli Raquel Buttons, et al . Effects of acute diabetes on rat cutaneous wound healing［J］. Pathophysiology, 2004,（11）：63 - 67.

［37］MoustakasA, Stournaras C. Regulation of actin organization by TGF - beta In H - ras - transformed fibroblasts［J］. J. CellSc i, 1999, 112：1169.

［38］Verrecchia F, Mauviel A. Transforming growth factor beta signaling through the Smad pathway：role in extracellular matrix gene expression and regulation［J］. J Invest Der - mato, 2002, 118（2）：211.

［39］Appeton I. Wound healing：Future diretions［J］. I Drugs, 2003, 6（11）：1067.

［40］Sumiyoshi K, Nakao A, Setoguchi Y, et al. Smads regulate collagen gel contraction by human dermal fibroblasts［J］. Br J Dermato, 2003, 149（3）：464.

［41］Zhang F, LiuH, Stile F, et al. Effect of vascular endothelial growth factor on rat Achilles tcndon healing［J］. Olast Reconstr Surg, 2003, 112（6）：613.

［42］李福伦，李斌，王振宜，等．活血化瘀方对糖尿病模型新生肉芽组织中 TGF - β1mRNA 和 TGF - β3mRNA 的动态影响［J］．北京中医药大学学报，2007，（6）：20.

［43］李晓军，庞宗然，王少峡，等．糖尿病足不同辨证分型 RAGE、TNF - β 基因表达

[J]. 辽宁中医杂志, 2008, 35 (2): 192–193.

[44] 丁毅, 吕培文, 张洪海, 等. 糖尿病足患者局部经皮氧分压与中医辨证的对比分析 [J]. 北京中医, 2006, 25 (3): 133.

[45] Reynold AE. Possible animal models for diabetes mellitus; syndromes involving toxic or immune etiology. The Diabetes Annual I editors: Alberti KGMM &Krall IP [J]. Elsevier Science Publishers BV, 1983: 492–508.

[46] Carnwy SL. Acute effect of streptozocin diabetes on rat renal function [J]. J Lab Clin med, 1979, 93: 950.

[47] Like AA. Rossini AA. streptozocin induced pancreatic insalitis. New model of diabetes mellitus [J]. Science, 1976, 193: 415.

[48] Paik SG, Fleis N. Insulin dependent diabetes mellitus induced by subdiabetogenic doses of streptozotocin: Obligatory role of cell mediated autoimmune processes [J]. Proc Natl Acad Sci USA, 1980, 77: 6129.

[49] Nedergaard M, Ebegerg J. Irradiation protects againts pancreatic islet degeneration and hyperglycaemia following streptozotocin treatment of mice. [J] Diabetolodia, 1983, 24: 382.

[50] 汪谦. 现代医学实验方法 [M]. 北京: 人民卫生出版社, 1998.

[51] 奚九一, 赵兆琳, 吴伟达, 等. 对糖尿病足诊治的几点新看法 [J]. 中国实用外科杂志, 1998, 18 (9): 565.

[52] 赵雁, 黄启福, 吕仁和. 糖尿病 (消渴病) 中医诊治荟萃 [M]. 北京: 中国医药科技出版社, 1999.

[53] 徐寿香, 沈百祥. 金葡液软膏对家兔皮肤慢性溃疡促进愈合的实验观察 [J]. 浙江临床医药, 1994, 4: 13.

[54] James R1goss, William F1goins, David Lacomis, et al. 1Herpes Simplex – Mediated gene Transfer of Nerve growth Factor Protects Against Pe 2 ripheral Neuropathy in Streptozotocin – Induced Diabetes in the Mouse [J]. 1 Diabetes, 2002, 51 (7): 2227.

[55] Jeremy Rich, Jean C1 Lee1 The Pathogenesis of Staphylococcus aurous In 2 fection in the Diabetic NOD Mouse [J]. 1Met Diabetes, 2005, 54: 2904.

[56] 姜德友, 单文, 陈永坤, 等. 黄芪桂枝五物汤加味对糖尿病周围神经病理形态变化的影响 [J]. 中医药学报, 2005, 33 (2): 51.

［57］陈群力，杨五彪，马灵筠．实验性糖尿病足大鼠模型的建立［J］．河南预防医学杂志，2004，15（1）：1．

［58］陈群力，马灵筠，万学东，等．糖尿病性肢端坏疽大鼠模型的建立及实验研究［J］．实用诊断与治疗杂志，2003，17（6）：457．

［59］陈群力，马灵筠，杨五彪，等．益气养阴活血复方对糖尿病性肢端坏疽大鼠作用的实验研究［J］．中华实用中西医杂志，2004，4（3）：367．

［60］宋绍华，何黎升，金岩，等．全层组织工程皮肤修复猪糖尿病体表溃疡的实验研究［J］．中国美容医学，2005，14（1）：5．

［61］Masaki I，Yonemitsu Y，Yamashita A，et al. 1gene therapy for experi 2 mental critical limb ischemia：acceleration of limb loss by overexpression of VEGF165 but not of FGF - 2［J］. 1 Circ Res，2002，90：966．

［62］Onimaru M，Yonemitsu Y，Tanii M，et al. 1 FGF - 2 gene transfer canstimulate HGF expression，irrespective of hypoxia - mediated down regu2 lation in ischemic limbs［J］. 1 Circ Res，2002，91：723．

［63］Mitsugu Tanii，Yoshikazu Yonemitsu，Takaaki Fujii，et al. 1 Diabetic Microangiopathy in Ischemic Limb Is a Disease of Disturbance of the Platelet - Derived growth Factor - BB/Protein Kinase C Axis but Not of Impaired Expression of Angiogenic Factors［J］. 1 Circulation Research，2006，6（20）：55．

［64］Ebrahimian TG，Tamarat R，Clergue M，et al1Dual Effect of Angiotensin - Converting Enzyme Inhibition on Angiogenesis in Type 1 Diabetic Mice［J］. 1 Arterioscler Thromb Vasc Biol，2005，25（1）：65．

［65］葛良鹏，魏泓．大鼠糖尿病溃疡动物模型的初步研究［J］．中国实验动物学报，2005，13（2）：88．

［66］Kale B，Yuksel F，Celikoz B，et all Effect of various nerve decompression procedures on the functions of distal limbs in streptozotocin - induced di2abetic rats：further optimism in diabetic neuropathy［J］. 1 Plast Reconstr Surg，2003，111（7）：2265．

［67］宋达琳，郭建．糖尿病合并感染大鼠胰岛细胞凋亡的变化［J］．齐鲁医学检验，2004，15（3）：5．

［68］郭建，宋达琳，王燕鸣．糖尿病并发感染大鼠模型建立及 TNF - α 的变化［J］．青岛大学医学院学报，2005，41（1）：61．

[69] 相胜敏，王健．糖尿病足动物模型及其特点 [J]．中国中西医结合外科杂志，2007，13（3）：306－308．

[70] 国际糖尿病足工作组编写．糖尿病足国际临床指南 [M]．北京：人民军医出版社，2003．

[71] 奚九一．糖尿病足肌腱变性坏死证（筋疽）的临床研究 [J]．上海中医药杂志，1996，30（5）：1－4．

[72] 奚九一，赵兆琳．对糖尿病足诊治的几点新看法 [J]．中国实用外科杂志，1998，18（9）：565

[73] Ciardullo AV, DaghioMM, Brunetti M, et al. Audit of a shared－care program for person swith diabetes：baseline and 3 annual follow－ups [J]. Acta Diabetol, 2004, 41（1）：9－13.

[74] 李仕明．糖尿病足（肢端坏疽）检查方法及诊断标准（草案）[J]．中国糖尿病杂志，1996，4（2）：126．

[75] 卫生部医政司．中药新药临床研究指导原则 [M]．北京：中国医药科技出版社，1999．

[76] Steeper R. A critical review of the aetiologgy of diabetic neuropathic ulcers [J]. J Wound Care, 2005, 14（3）：101－103.

[77] Vileikyte L, Rubin RR, Leventhal H. Psychological aspects of diabetic neuropathic foot complications: an overview [J]. Diabetes Metab Res Rev, 2004, 20（Suppl 1）：S13－S18.

[78] 曹建春．糖尿病足研究现状 [J]．中华中西医临床杂志，2004，4（11）：1106－1109．

[79] 曹建春，张东萍．奚九一诊治糖尿病足的学术思想 [J]．中华实用中西医杂志，2005，18（17）：850－851．

[80] 刘风华，曹建春，张东萍．中西医结合治疗糖尿病足27例临床报道 [J]．中华实用中西医杂志，2005，18（5）：704－705．

[81] 谢文，沈洁，赵晓山．糖尿病足的中西医治疗进展 [J]．疑难病杂志，2003，2（4）：245－246．

[82] 陈忠伟．从瘀论治糖尿病足 [J]．山西中医，2008，24（6）：37．

[83] 王义成，曹烨民，吴伟达．清开灵注射液对早期缺血性糖尿病足坏疽治疗效应观

察 [J]. 医学研究杂志, 2006, 35 (4): 53.

[84] 陶振宇, 于增智, 王明霞, 等. 血塞通配合糖尿病足常规疗法临床效果观察 [J].
河北医学, 2006, 12 (2): 157 – 158.

[85] 匡绍根, 周庆, 刘启高. 丹参粉针剂治疗糖尿病足的疗效观察 [J]. World Health Diges,
2008, 5 (4): 294 –295.

[86] 张书申, 乔苏民. 脉络宁注射液配伍山莨菪碱治疗糖尿病足临床观察 [J]. 山东医
药, 2006, 46 (7): 10.

[87] 吉淑敏, 郑晓劳, 祝云淑. 654 – 2 及灯盏花素联合治疗糖尿病足的疗效观察 [J].
实用糖尿病杂志, 2003, (1): 20.

[88] 许志华, 高红, 郭凯霞. 川芎嗪治疗糖尿病足 31 例疗效观察 [J]. 中原医刊,
2007, 34 (1): 80.

[89] 姚桂桃. 刺五加注射液治疗糖尿病足溃疡的疗效观察 [J]. 医学理论与实践,
2007, 20 (3): 296 – 297.

[90] 丘伟中. 疏血通注射液加吹氧治疗糖尿病足临床观察 [J]. 中西医结合心脑血管病
杂志, 2008, 6 (7): 858 – 859.

[91] 曹凤真, 王滋海, 盛钦业. 灯盏花素治疗糖尿病足 40 例疗效观察 [J]. 中国实用乡
村医生杂志, 2006, 13 (11): 30 – 31.

[92] 肖正华, 陈定宇, 周倩, 等. 黄芪注射液加胰岛素混合液外敷治疗糖尿病足溃疡
69 例疗效观察 [J]. 新中医, 2005, 21 (6): 50.

[93] 邓家德, 李扬, 肖正华, 等. 黄芪对糖尿病足溃疡处成纤维细胞增殖作用的研究
[J]. 江西医学检验, 2005, 23 (5): 389.

[94] 宁锂, 张秋玲. 黄芪提取液治疗糖尿病足溃疡的临床疗效观察 [J]. 实用中西医结
合临床, 2007, 7 (1): 7 – 8.

[95] 许琳琳. 黄芪注射液外敷治疗糖尿病足 50 例 [J]. 浙江中西医结合杂志, 2006,
16 (9): 576.

[96] 肖正华, 陈定宁, 周倩等. 黄芪注射液加胰岛素混合液外敷治疗糖尿病足溃疡 69
例疗效观察 [J]. 新中医. 2005, 21 (6): 50.

[97] 倪毓生, 方勇. 糖尿病难治性溃疡验案 [C]. 中华中医药学会周围血管病分会第
二届学术大会论文集, 2009: 40 – 42.

[98] 邓家德, 肖正华, 凌艳英等. 黄芪对糖尿病足溃疡处成纤维细胞合成 I、Ⅲ 型胶原

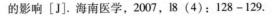

的影响 [J]. 海南医学, 2007, l8 (4): 128 – 129.

[99] 邓家德, 凌艳英, 邓稳德等. 黄芪对糖尿病足溃疡处成纤维细胞合成透明质酸的影响 [J]. 江西医学检验, 2007, 25 (1): 3 – 4.

[100] 张正军, 肖正华, 陈定宇等. 黄芪多糖对糖尿病足溃疡渗出液成纤维细胞 MMP – 2、MMP – 9 表达的影响 [J]. 中国糖尿病杂志, 2007, 15 (4): 202 – 203.

[101] 李光善, 李萍, 盛巡, 等. 黄芪多糖、桂皮醛、川芎嗪对实验性糖尿病大鼠创面成纤维细胞增殖作用的影响 [J]. 中国中医基础医学杂志, 2004, 10: 20 – 22.

[102] 张东萍, 鲁培基, 奚九一. 常见周围动脉性坏疽创面真菌感染的实验研究 [J]. 中华实用中西医杂志, 2004, 417 (12): 1783 – 1784.

[103] 张东萍, 奚九一. 糖尿病足的中医药治疗 [J]. 中华实用中西医杂志, 2004, 17 (17): 3772 – 3773.

[104] 张东萍, 杨博华, 奚九一. 陈兰花冲剂对糖尿病足坏疽大鼠肌腱组织中细胞间黏附分子 – 1 表达的影响 [J]. 疑难病杂志, 2007, 6 (4): 197 – 200.

[105] 奚九一, 赵兆琳. 糖尿病足肌腱变性坏死症 (筋疽) 的临床研究 [J]. 上海中医药杂志, 1996, (5): 1 – 4.

[106] 奚九一. 因邪致瘀祛邪为先——论诊治脉管病思路和方法 [J]. 上海中医药杂志, 2001, (6); 4 – 6.

[107] 相胜敏. 奚九一老师对患肢肿胀的辨病与辨证特点分析 [J]. 甘肃中医, 2008, 21 (1): 21 – 22.

[108] 张磊, 赵凯, 奚九一教授治疗脉管病经验撷菁 [J]. 深圳中西医结合杂志, 2006, 16 (2) 81 – 83.

[109] 杨云柯, 滕颖, 李萍. 奚九一治疗周围血管病学术经验举要 (上) [J]. 江苏中医, 2001, 22 (8): 8 – 10.

[110] 杨云柯, 滕颖, 李萍. 奚九一治疗周围血管病学术经验举要 (下) [J]. 江苏中医, 2001, 22 (9): 13 – 14.

[111] 陈淑长. 中医血管外科学 [M]. 北京. 人民卫生出版社. 1993.

[112] 秦红松, 陈柏楠. 尚德俊教授从整体与局部相结合论治闭塞性动脉硬化症经验 [J]. 山东中医药大学学报, 2006, 30 (3): 206.

[113] 陈柏楠. 尚德俊教授应用外治疗法治疗周围血管疾病的经验 [J]. 中国中西医结合外科杂志, 2000, 6 (1): 54

[114] 陈柏楠，秦红松. 尚德俊教授中西医结合治疗外科疾病经验概述 [J]. 中医药学刊，
　　　2003，21（1）：24.

[115] 陈柏楠，秦红松. 尚德俊中西医结合治疗周围血管疾病经验 [J]. 北京中医药大
　　　学学报，2006，29（11）：783.

[116] 秦红松. 尚德俊教授应用活血十法治疗周围血管疾病的经验 [J]. 中国中西医结
　　　合外科杂志，2000，6（1）：56.

[117] 马立人. 崔公让教授治疗周围血管疾病经验撷要 [C]. 国医论坛，2004，19
　　　（5）：12.

[118] 崔公让. 糖尿病肢体动脉闭塞症坏疽与溃疡的外治疗法 [J]. 中国中西医结合外
　　　科杂志，2003，9（6）：417.

[119] 何立纲. 中西医结合治疗糖尿病并坏死性筋膜炎（附34例报告）[J]. 中国中西
　　　医结合外科杂志，2000，6（6）：402.

[120] 马立人. 崔公让教授治疗肢体缺血性疾病经验撷要 [C]. 国医论坛，2003，18
　　　（4）：10.

[121] 吕仁和. 糖尿病及其并发症的临床研究 [J]. 新中医，2001，33（3）：3.

[122] 于秀辰，吕仁和. 分期辨治糖尿病周围神经病变 [J]. 中国临床医生，2003，31
　　　（1）：54.

[123] 陈谦. 吕仁和治疗糖尿病周围神经病变的经验 [J]. 中国医药学报，2002，17
　　　（1）：35.

[124] 陈宝元，胡承晓，胡成意. 胡慧明教授"溶栓汤"的临床应用 [J]. 天津中医，
　　　1995，12（5）：2.

[125] 郑则敏，杨旭，郑伟. 中西医结合治疗糖尿病肢体动脉硬化闭塞症58例 [J]. 福
　　　建中医学院学报，2000，10（1）：14-15.

[126] 杨旭，郑则敏. 老中医外科验案 [J]. 福建中医药，2003，34（6）：22.

[127] 潘勇. 何佛雄老中医治疗糖尿病足经验 [J]. 湖南中医杂志，2007，23（5）：
　　　26.

[128] 李志. 解发良主任医师治疗内科杂病 [J]. 湖南中医杂志，2007，23（5）：25-26.

[129] 张军旗，陈延斌，陈培峰. 陈益昀教授治疗糖尿病足经验 [J]. 河北中医，2006，
　　　28（5）：327-328.

[130] 胡仙，朱海燕，张彦忠. 亓鲁光教授治疗糖尿病足经验 [J]. 河南中医，2007，

27（3）：26－27.

[131] 姜树荆，阴沁伟．治疗脱疽应注意的几个问题［J］．陕西中医，1992，13（10）：449－450.

[132] 任志雄．陈淑长教授治疗糖尿病性动脉闭塞症的临床经验［J］．四川中医，2009，27（8）：1－2.

[133] 张朝晖．再谈学习陈淑长教授治疗糖尿病下肢血管病变经验的体会［C］．中华中医药学会周围血管病分会第三次学术大会论文集，2010：3－6.

[134] 栾天庆，栾兴志．一方三法治疗浅静脉炎［C］．中华中医药学会周围血管病分会第二届学术大会论文集，2009：37.

[135] 盖世昌，金庭瑜，栾兴志，等．大黄䗪虫丸治疗周围血管疾病临床报告［J］．中医药学报，1984，（3）：43－45，52.

[136] 杨鹤侪．杨新三老中医治疗血栓闭塞性脉管炎的经验［J］．天津中医，1987，（2）：7－9.

[137] 杨鹤侪．下肢溃疡的简便系列疗法［J］．天津中医，1991，（8）：15－16.

[138] 杨鹤侪．MEBO 治疗下肢慢性溃疡 20 例体会［J］．中国烧伤创疡杂志，1994，（3）：45.

[139] 杨新三，杨鹤侪．清末、民初天津外科名医高思敬先生简介［J］．天津中医学院医报，1982，（0）：44，11.

[140] 杨鹤侪．高思敬先生医学生活史及学术思想简介［J］．天津中医，1985，（3）：2－4.

[141] 贾颖，赵尚华．赵尚华教授治疗血栓闭塞性脉管炎的经验［J］．中国民间疗法，2010，18（12）：11－12.

[142] 赵尚华．中医外科心得集［M］．北京：学苑出版社，2010.

[143] 昝济海，赵尚华．赵尚华治疗糖尿病足临床经验介绍［C］．中华中医药学会周围血管病分会第四届学术大会暨中华中医药学会周围血管病分会 25 年会庆论文集，2011：91－92.

[144] 倪毓生，倪毅．升、降丹辨证应用体验［J］．江西中医药，1993，24（4）：16－17.